Widmung

Dieses Buch widme ich allen Übergewichtigen. Der gesellschaftliche Druck, unter dem sie stehen, ist so enorm geworden, dass er noch mehr Übergewicht verursachen wird.

Gegen unseren kranken Magerwahn kann niemand etwas ausrichten, aber man kann ein unkompliziertes und unbelastetes Verhältnis zum Essen bekommen.

Erst wenn das geschieht, wird Abnehmen ganz leicht und schlank bleiben selbstverständlich.

Durch die jahrelange Zusammenarbeit mit Übergewichtigen, durch das große Vertrauen und die Offenheit, die mir entgegengebracht wurden, war es erst möglich, diese unglaublich einfachen Lösungen zu finden und vielen Betroffenen den Druck zu nehmen.

Lena Bredow

Lena Bredow

ISS DOCH WAS DU WILLST

und werd ganz einfach schlank

Das Aufräumbuch von A bis Z

Copyright © 2007 by Lena Bredow
1. Auflage, 2007
Alle Rechte vorbehalten
Covergestaltung: Anna Pöthke, Backnang
Herstellung und Verlag: Books on Demand GmbH, Norderstedt
Printed in Germany
ISBN: 978-3-8334-7218-3

Inhaltsverzeichnis

Vorwort

Jetzt ist es amtlich: In der ZEIT ONLINE fand ich im November 2006 folgenden Artikel:

… Es ist Zeit für ein Eingeständnis: Niemand weiß genau, was eine gesunde Ernährungsweise ausmacht. Und bei kaum einem Ratschlag ist die Wirksamkeit zweifelsfrei bewiesen (…)

… Wie vergänglich Ernährungsweisheiten sind, zeigt das Hin und Her ums Fett: Verzicht auf Fett galt viele Jahrzehnte als Kernstück jedes gesunden Speiseplans, und der Glaube daran hat sich tief in unser Denken eingegraben. Die Deutsche Gesellschaft für Ernährung (DGE) denunzierte Fett noch 1999 als »Dickmacher Nummer eins« und rief mit dem Slogan »Fit mit wenig Fett« zur Jagd auf Butter und panierte Schnitzel. Stattdessen sollten Brot, Reis und Kartoffeln unsere Mägen füllen – und uns vor Fettleibigkeit, Herzinfarkt und Krebs retten (…)

Genau falsch, meint heute Walter Willett, Ernährungswissenschaftler an der Harvard-Universität: »Es gibt keine einzige Untersuchung, die einen langfristigen gesundheitlichen Nutzen einer fettarmen Diät belegt.« Willett ist der prominenteste Verfechter der Gegenlehre, die im wissenschaftlich verordneten Fettverzicht sogar eine Ursache des grassierenden Übergewichts erkennt (…)

Ich weiß, dass genau solche Widersprüche massenweise Übergewicht verursachen – ganz natürlich.

Ich gehe jetzt einfach davon aus, dass Sie – mehr oder weniger – dick sind, wahrscheinlich würden Sie sonst dieses Buch nicht lesen. Wenn Sie sich nicht davon abbringen lassen, dass Ihr Übergewicht mit Ihrer Ernährung zusammenhängt, mit überschüssig gegessenen oder getrunkenen Kalorien, zu viel geschlemmten Kohlenhydraten oder ungesunden Fetten, mit Ihrer Bewegungsfaulheit oder anderen bekannten Klischeefaktoren, dann dürfen Sie dieses Büchlein wieder aus der Hand legen. Wenn Sie sich allerdings fragen, weshalb Sie trotz der Spatzenportionen, die Sie zu sich nehmen, übergewichtig sind, warum Sie trotz Ihrer gesunden und ausgewogenen Ernährung und all dem Verzicht nicht dauerhaft schlank werden, dann gratuliere ich zum Kauf dieser Lektüre. Sie wird Ihr Leben positiv verändern.

Das größte Dilemma besteht darin, dass sich das Thema Abnehmen in den Händen der Ernährungswissenschaftler befindet.

Es scheint nahezuliegen: Du bist, was du isst. Diese Weisheit wird nie hinterfragt. Tatsächlich ist sie genauso unsinnig wie die Annahme, die Erde sei eine Scheibe und Bluthochdruckmedikamente könnten Herzinfarkte verhindern.

Ernährungswissenschaftler werden immer versuchen, alles wissenschaftlich zu erklären. Bei Fragen zu Übergewicht und (un)gesundem Essen schauen sie durch Mikroskope, analysieren Blut und andere Körpersäfte, erfragen die biochemischen Reaktionen auf bestimmte Nährstoffe und schließen daraus, dass diese und jene Lebensmittel gefährliche Dickmacher sind. Das verkündigen sie dann lautstark, die Industrie hängt sich an ihre Lippen und schon wird eine neue Diät-Sau durchs Dorf getrieben. Dass all ihre Untersuchungsergebnisse und daraus resultierenden Maßnahmen am Übergewicht in den Industrienationen nichts ändern, stört sie dabei wenig.

Ich arbeite nunmehr seit zwölf Jahren mit Menschen, die gerne schlank sein möchten. Das Abnehmprogramm, das ich entwickelt habe, hat nichts mehr zu tun mit herkömmlichen Diäten und Essvorschriften. Genauer gesagt, es hat nichts mit Ernährung zu tun. Die Teilnehmer in meinen Kursen arbeiten _mit_ ihrem Körper und seinen natürlichen Mechanismen. Da wir alle Lebensmittel brauchen, die genauen Bedürfnisse aber so vielfältig sind, wie es Menschen gibt, kann jede Nahrungsvorschrift, jede Diät und jedes Hungern nur ein Arbeiten _gegen_ den menschlichen Organismus sein – und ist deshalb zum Scheitern verurteilt.

Zu allem Unglück fühlt sich jetzt auch noch die Politik berufen, den Deutschen ganz genau auf die Teller zu schauen. In einer wahnwitzigen, völlig ungewöhnlichen Geschwindigkeit wurde kürzlich eine Kampagne ins Leben gerufen, die bis zum Jahr 2010 30 % weniger Übergewicht zum Ergebnis haben soll. Dreißig Prozent! Herr Seehofer, selbst ernannter Schirmherr der Wunderwaffe „FIT STATT FETT", besitzt einen beneidenswerten Optimismus. Tatsächlich haben es bisher gerade einmal 1 % aller Diätwilligen geschafft, dauerhaft schlank zu werden. Ein mickriges Prozent ist das bisherige Ergebnis fünfzigjähriger Diäten- und Ernährungs-Umstellungsgeschichte. Die Pleite liegt allerdings nicht an der Disziplinlosigkeit der Dicken, die sich an keine Vorschrift halten. Die Pleite liegt eher an den natürlichen biologischen Mechanismen. Um es auf den Punkt zu bringen: Es ist schlichtweg nicht möglich, dem Körper überflüssiges Fett durch Hungern, Fasten oder Kohlenhydrat-, Fett-, Fleisch- und Zuckerverzicht abzuringen. Jedenfalls nicht dauerhaft. Ziemlich gewagte These, denken Sie jetzt? Na, dann denken Sie einmal weiter. Wenn „falsches" Essen dick machen würde, warum gibt es dann jede Menge Menschen, bei denen dieses in Stein gemeißelte Gesetz nicht zutrifft? Weshalb können Ihr Mann, Ihr Bruder, Ihre Freundin, Schwägerin, Tochter, Schwester, Ihr(e) Nachbar(in) … alles essen, ohne kugelrund zu werden? Warum, in Gottes Namen, schlemmen sie bei Omas Geburtstag auch noch das dritte Stück Kuchen, ohne dass es sich jemals auf ihren Hüften zeigt? Genetischer Vorteil? Überfunktion der Schilddrüse? Rasender Stoffwechsel? Bulimie? Heimlicher Hungerer? Weit gefehlt. Die banale Antwort lautet: Sie besitzen ein schlechtes und somit völlig natürliches FUTTER-VERWERTUNGS-SYSTEM.

Hand aufs Herz: Wie sieht Ihr Tagesablauf aus? Stehen Sie morgens auf, gehen verschlafen zur Toilette und dann unter die Dusche? Schauen Sie seufzend den Wassertropfen nach, die an Ihrem Körper herabrinnen und überlegen Sie dann schlecht gelaunt, wie und wann Sie die überflüssigen Fettrollen endlich loswerden? Trocknen Sie sich gründlich ab, föhnen die Haare und steigen ängstlich auf die Waage? Macht Sie die Zahl unglücklich, die sie Ihnen anzeigt und denken Sie jetzt darüber nach, was Sie heute besser nicht essen und wann Sie sich im Fitnessstudio anmelden? Sind Sie traurig, dass Sie Ihr Gewicht nicht in den Griff bekommen, dass Sie es einfach nicht schaffen, schlank zu werden, obwohl Sie so wenig und so ausgewählt essen? Ärgern Sie sich über Ihre Schwächen, abends das Naschen nicht lassen zu können, immer wieder dem Heißhunger zu erliegen, der Sie regelmäßig an den Kühlschrank treibt? Sehen Sie Abnehmen als nicht enden wollende Odyssee, als Minderung Ihrer Lebensqualität und sind Sie neidisch auf die Menschen, die offensichtlich alles essen können, ohne auch nur ein winziges Gramm zuzunehmen? Verstehen Sie diese Ungerechtigkeit nicht und hadern Sie damit, dass sich bei Ihnen jede, aber auch wirklich jede Essens-Sünde auf den Hüften niederschlägt? Dann stecken Sie in einem Teufelskreis, der Ihre Fettreserven erfolgreich in den Zellen hält und der weiterhin verhindern wird, dass Sie jemals schlank werden. Aber Sie sind nicht alleine. Dem Irrtum, dass man nur dann dünn sein kann, wenn man sich beim Essen diszipliniert, erliegen viele Menschen – nur die natürlich Schlanken nicht. Sie machen, was sie wollen, essen was ihnen schmeckt, scheren sich nicht um Kalorien, Lebensmittelpyramiden oder Nährstofftabellen. Und sind nur deshalb dünn geblieben. Warum das so ist, erkläre ich von A bis Z in diesem Büchlein. Nach der Lektüre können Sie, wenn Sie möchten, in ein schlankes Leben starten. Ich erkläre Ihnen, wo die biologischen Unterschiede zwischen Ihnen und einem Hungerhaken liegen. Ich zeige Ihnen gleichzeitig einen Weg aus dem Diäten-Wirrwarr und wie Sie ein genauso schlechter Futterverwerter werden, wie es die natürlich Schlanken sind.

Kapitel A

Von Abnehmen, Appetit und Anpassung

Das leidige Thema Abnehmen

Hand aufs Herz: Bis dato dachten Sie sicherlich, dass Abnehmen etwas mit Verzicht, Kasteiung, Extra-Einkäufen, weniger essen und jeder Menge Bewegung zu tun hat. Wenn Sie dieses Büchlein aufmerksam zu Ende gelesen haben, dann werden Sie wissen, dass die gerade genannten Faktoren viel eher effektive Dickmacher sind, eine Zu- oder Abnahme an vielem liegen kann, nur nicht an dem, was Sie essen.

Was sagt die Gesellschaft zum Abnehmen?

Abnehmen sollte heute jeder, der nicht in die gewünschte BMI-Norm passt. Zuerst beantworten wir die Frage, was der BMI eigentlich ist und woher er kommt. Das Kürzel steht für Body Maß Index und kommt aus Amerika. Mit Hilfe einer komplizierten Rechnung werden Menschen in viel zu fett (adipös), dick, normal, dünn oder klapperdürr eingeteilt. Erfunden wurde der BMI einstmals von amerikanischen Versicherungsagenten, die Fettleibige schlicht und ergreifend teurer versichern wollten, schließlich gehören sie zur Risikogruppe der „Immerkranken" und „Frühsterber". Die Wahrheit sieht allerdings ganz anders aus. Wenn man die Sterblichkeits-Studien gründlich auswertet, tritt eine Wahrheit ans Licht, die dem deutschen Rentensystem überhaupt nicht passen wird. Die höchste Lebenserwartung haben tatsächlich Frauen mit einem BMI von 30 – 35 (aus: „Esst endlich normal", Udo Pollmer, seines Zeichens Lebensmittelchemiker und wissenschaftlicher Leiter des europäischen Institutes für Lebensmittel- und Ernährungswissenschaften e.V. (EULE), kritischer Denker und Autor mehrerer, empfehlenswerter Bestseller zum Thema). Bei Ärzten und Krankenkassen gilt dieser Wert eigentlich als dringend behandlungsbedürftige Fettsucht. Aha, was ist denn nun behandlungsbedürftig, der zu hohe BMI oder unsere Lebenserwartung? Wenn es nach den dürftigen Rentenkassen geht, dann doch wohl Letzteres. Dass Menschen abnehmen sollen (und wollen), ist inzwischen zu einem riesigen Geschäft geworden. Mit Mittelchen, Pülverchen, Lightprodukten und in der Chirurgie, um nur einige Sparten zu nennen, werden Milliarden umgesetzt. Niemand hat also wirkliches Interesse daran, Ihnen die Sterblichkeits-Studien näher zu erklären oder die mickrige Erfolgsquote der herkömmlichen Abnehmstrategien zu verraten.

Das sagt die Natur zum Abnehmen

Die Natur wertet einen Gewichtsverlust, der durch Nahrungsmangel verursacht wird, als absolute Notsituation. Im Laufe der Jahrtausende hat sie erfolgreiche Strategien entwickelt, um nahrungsarme Perioden, die es in unserer Geschichte immer gab, heil überstehen zu können. Isst ein Mensch zu wenig, wird der Körper zu allererst Muskulatur verlieren. Da ein Gramm Muskulatur drei Gramm Wasser bindet, ist die Abnahme auf dem ersten Blick schnell und erfolgreich. Bei andauerndem Hunger bleibt dem Organismus irgendwann nichts anderes mehr übrig, als auch seine Fettreserven anzugreifen. Wenn das passiert, sollte niemand von Erfolg reden, das Gegenteil ist der Fall. Mit dem Verlust der wertvollen Pölsterchen schaltet der Körper auf einen effektiven Gegenmechanismus. Der sorgt dafür, dass die verlorenen Fette wieder zurück in die Zellen transportiert werden, sobald es wieder etwas zu essen gibt. Die Muskulatur allerdings bleibt verschwunden und mit ihr die Zellen, die Fett überhaupt verbrennen. Die zivilisierte Welt kennt dieses Phänomen als Jojo-Effekt. Enttäuscht hungert der Diätwillige immer wieder, schließlich möchte er schlank werden. Der Körper stellt sich darauf ein und wird zu einem hervorragenden Futterverwerter. Er reduziert dauerhaft seinen Energieverbrauch und lagert Essen grundsätzlich ein. Wissenschaftler reden von einem verkorksten Stoffwechsel. Ich nenne das Schutzfunktion.

Appetit – wohl bekomms?

Hand aufs Herz: Essen Sie nach Ihrem Appetit? Ohne darüber nachzudenken, wie viele Kalorien das Objekt der Begierde hat, ob es gesund ist, dick macht oder schlank? Ich bin sicher, Sie tun es nicht, das tun tatsächlich nur die natürlich Schlanken.

Was sagt die Gesellschaft zum Appetit?

Was früher selbstverständlich war, ist schon lange nicht mehr en vogue. Kindern und Erwachsenen, die gerne und leidenschaftlich aßen, sprach man jahrhundertelang einen gesunden Appetit zu. Heute gilt das Bauchgefühl eher als sündiger Verführer. Nach ihrem Gusto essen inzwischen nur noch die natürlich Schlanken. Der Rest ignoriert das vom Körper clever ausgeklügelte Nährstoff-Zufuhr-System und isst lieber nach Vorschrift. Woher soll der Appetit auch wissen, was uns guttut? Hat er doch kein Mikroskop, um Nahrung bis in die letzten atomaren Bestandteile aufzuspalten, keinen Chemiebaukasten, um das böse Weißbrot in seine Einzelbestandteile zu lösen und alle ungesunden Inhaltsstoffe zu entlarven. Der böse Appetit verleitet uns vielmehr dazu, fetttriefende Chips zu essen, zuckersüße Sahnetorten und cholesterinerhöhende Schweinshaxen zu verzehren.

Das sagt die Natur zum Appetit

Schon 1926 bewies ein großes Experiment, das die Kinderärztin Clara Davis mit drei Heimkindern durchführte, dass alle Menschen ganz unterschiedliche Nährstoff-Bedürfnisse haben und genau deshalb auch ganz unterschiedliche Lieblingsspeisen. Kein Mensch is(s)t wie der andere. Gesteuert wird die exakte Zufuhr vom Appetit. Er macht Lust auf das, was der Körper gerade braucht. Schließlich hatte der Mensch nicht immer die Fähigkeit, Kalorientabellen und Nährstofflisten zu lesen. Um genauer zu sein, er hat in seiner Evolution erst sehr spät die Fähigkeit entwickelt, überhaupt denken zu können. Ausgewogen essen musste er allerdings schon immer. Die Natur hat diesen Vorgang von Anfang an dem Instinkt überlassen. Und damit wir überhaupt Nahrung zu uns nehmen, hat sie der Nahrungsaufnahme schlauerweise angenehme Gefühle beigemengt. Essen schmeckt uns also, damit wir essen. Was uns mundet, das vertragen wir, ungeachtet dessen, was der dynamische Ernährungsberater dazu sagt.

Was Clara Davis 1926 herausfand, wurde in den 70er-Jahren in einer Kindertagesstätten-Studie bestätigt. Auch hier durften die Kinder den ganzen Tag lang essen, was sie wollten. Das Angebot war vielfältig und enthielt alles, was es auf dem Markt zu essen gab. Gesundes wie ungesundes, warmes wie kaltes Essen, Süßes, Salziges und Saures, Obst und Gemüse. Die Kinder probierten sich durch die Speisen, entwickelten ihre Vorlieben und ernährten sich ganz selbstverständlich ausgewogen und abwechslungsreich. Keinesfalls traf ein, was zunächst befürchtet wurde, dass sich die Kinder nur von Chips, Schokolade und Kuchen ernähren und alles andere links liegen lassen. Das taten tatsächlich nur die Kinder, die zu Hause keinen Zuckerkram bekamen, bei denen Schokolade und Bonbons rationiert oder ganz verpönt waren. Nach zwei Tagen allerdings ließ auch bei ihnen der Heißhunger auf alles Verbotene nach und sie aßen völlig normal.

Der Mensch ist individuell angepasst an seine Ernährungs- und Lebensumgebung. Der Nährstoffbedarf, und somit auch der Appetit, hängen von der Jahreszeit, dem Gesundheits- und Entwicklungszustand und von vielen anderen, körperlichen und seelischen Faktoren ab. Zweijährige haben großen Appetit auf ihren Popel. Sie essen ihn aber nicht, weil das die Erwachsenen so schön ekelig finden, sondern weil in den Nasenausscheidungen Wachstumsstoffe enthalten sind. Das hat ihnen kein Ernährungsberater gesagt, sie essen ihn genauso automatisch, wie Ziegen an einem Salzstein lecken, weil sie die Mineralien brauchen. Welche Stoffe gerade benötigt werden, bestimmt tatsächlich der Darm. 90 % aller Nerven, die den Darm mit dem Gehirn verbinden, sind aufsteigend. Das bedeutet, dass 90 % aller Signale vom Darm hinauf zum Gehirn geleitet werden. Nur 10 % der Nerven gehen vom Gehirn hinunter zum Darm. Dieses komplexe und komplizierte System wurde erst vor Kurzem entdeckt und ist noch lange nicht endgültig entschlüsselt. Eines allerdings ist jetzt schon sonnenklar: Wenn der Darm etwas möchte, sendet er seinen Bedarf an das Gehirn und das sorgt über den Appetit dafür, dass wir Lust auf ein Steak, ein Stück Schokolade, einen Kaffee, Popel oder saure Gurken bekommen. Ein sehr cleveres System, das sich über viele Jahrtausende bewährt hat.

Erst als das Essen zur Wissenschaft wurde, als über die Medien die Angst vor der Ernährung geschürt wurde, als sich Industrien bildeten, die an dieser Angst gutes Geld verdienen konnten (in Europa geschätzte 93 Milliarden Euro jährlich), erst da begannen die Menschen mit dem Verstand zu essen und ihrem Instinkt zu misstrauen. Leider wechselten die ernährungswissenschaftlichen Ergebnisse und Vorschriften wie das Wetter. Erst wurde Fleisch als ungesund erklärt, dann Zucker, schließlich stand das Fett am Pranger und seit einiger Zeit sind Nudeln, Weißmehl und Kartoffeln die Dickmacher. Im Gegenzug wurden Obst und Gemüse heilig gesprochen, Vollkorn, Algen, Omega-3-Fettsäuren und Salat. Die Liste ließe sich noch ewig weiterführen.

Die Einzigen, die nach wie vor nach ihrem Appetit, also instinktiv essen, sind die natürlich Schlanken – der Rest neigt zu Übergewicht.

Anpassung – warum wir alle schlank(er) sein wollen

Hand aufs Herz: Wie unglücklich sind Sie, dass Sie sich der Schönheitsnorm nicht anpassen können? Wie gerne schauen Sie in den Spiegel? Was würden Sie dafür geben, wenn Sie über Nacht erschlanken könnten? Wie sehr belastet Sie der Gedanke, in den Augen anderer ein(e) disziplinlose(r) Esser(in) zu sein? Sind Sie schon einmal auf die Idee gekommen, dass die Ideale, denen wir uns anpassen wollen, krank sind und magere Mitbürger noch vor ein paar Jahren kaum Überlebenschancen hatten?

Was sagt die Gesellschaft zur Anpassung?

In unserer Welt bedeutet Anpassung, dass wir gefälligst alle genormt aussehen müssen. Das fängt beim genormten Blutdruck an, geht über die genormten Cholesterinwerte bis zum genormten Schilddrüsenhormonspiegel, von dort zum genormten Gewicht und zur genormten Ernährung. Wir sollen alle dasselbe essen, um nicht aus den einzelnen genormten BMI-Schablonen zu fallen. Eine Zeitlang mussten wir deshalb wie die Menschen am Mittelmeer speisen, die weniger Herzanfälle bekommen. Jetzt, nachdem sich herausgestellt hat, dass die Spanier die dicksten Europäer sind, sollen wir lieber wie die Eskimos essen, die trotz hohem Fettkonsum gesund alt und grau werden, den guten Omega-3-Fettsäuren aus Robbenfleisch und Fisch sei Dank. Gott sei es gepriesen, gibt es noch keine genormte Schuhgröße, sonst bekämen die Chirurgen bald ein ganz neues Betätigungsfeld.

Anpassung bedeutet aber auch, nicht negativ aufzufallen, schon gar nicht durch Speckrollen am Körper. Die sind heutzutage gesellschaftlich stigmatisiert und beweisen scheinbar, dass es sich hier um disziplinlose Esser handelt, die sich nicht im Griff haben. Schlank und angepasst zu sein, ist ja so einfach. Man muss sich nur beherrschen können – und das (für alle) Richtige essen.

Das sagt die Natur zur Anpassung

In Urzeiten, als wir noch alle – natürlich schlank – durch die Steppen Afrikas zogen, war es tatsächlich überlebenswichtig, angepasst zu sein. Hier bedeutete Anpassung allerdings, dass man zum Überleben der Gruppe beitrug, nicht zur Last und somit zum unnützen Esser in einem kargen Nahrungsangebot wurde. Anpassung bot den lebenswichtigen Vorteil, den Schutz der Gruppe in einer feindseligen Umgebung genießen zu dürfen. Wer nicht angepasst war, wurde schnell aussortiert und zurückgelassen – manchmal auch getötet und zum Mittagessen serviert. Anpassung ist somit schon seit Urzeiten ein genetisch festgeschriebenes tiefes Bedürfnis. In der heutigen Wohlstandsgesellschaft wird die genormte Figur-Messlatte so hochgelegt, dass ein scheinbares Versagen viele Menschen in Depressionen und gefährliche Essstörungen treibt. Die Tücken liegen in unserem Gehirn. Das ist beim Menschen so programmiert, dass es sich aus allem, was es über die Augen sieht, vollautomatisch den Durchschnitt zieht. Diesem Mittelwert wollen und sollen wir entsprechen, um eben angepasst und überlebensfähig zu sein. Diese Anpassung war so lange gut möglich, wie wir noch keine Hochglanzbroschüren hatten und uns an unserer direkten Umgebung orientierten. Wir verglichen uns mit Nachbarn und Menschen aus unserem nahen Umfeld, all jenen, die wir tatsächlich sehen konnten. Heute entsteht der Mittelwert aus den Bildern der Medien. Wir sitzen vor dem Fernseher, schauen uns Magazine und Plakatwände an, gehen ins Kino und kaufen aus Katalogen. Die Menschen, die wir jetzt sehen, sind besonders schön, durchgestylt und meistens per Computer perfektioniert worden. Sie entsprechen in keiner Weise der realen Norm. Unser Gehirn aber wird getäuscht und der Blick in den Spiegel zur täglichen Tortur. Schönheitschirurgen, Kosmetik- und Diätenindustrie, Solarien und Fitnesscenter profitieren von dieser Programmierung.

Kapitel B

Böses Essen

Böses Essen – böse Lüge?

Hand aufs Herz: Essen Sie auch so gerne böse Sachen? Wenn Sie das tun und sich beispielsweise eine Currywurst gönnen oder ein Stück Sahnetorte, haben Sie dann ein schlechtes Gewissen? Geht es Ihnen gleichzeitig so, dass Sie all das nicht gerne mögen, was als gesund bezeichnet wird? Macht Ihnen diese Tatsache schlechte Gefühle, sogar Stress und Trauer? Dann lassen Sie sich gesagt sein, Sie sind in bester Gesellschaft und Ihre schlechten Gefühle sind völlig unberechtigt. Ich halte es für das größte Dilemma gleich nach dem Cholesterinirrtum, dass sich Ernährungswissenschaftler um das Thema Abnehmen kümmern. Ernährungswissenschaftler schauen, was dicke Menschen essen. Dann fangen sie an, diese Lebensmittel als Fettmacher zu entlarven, kann ja schließlich nicht anders sein. Allerdings wird nie auf den Teller von Schlanken geschaut. Schon lange steht fest, dass sich natürlich schlanke Menschen – den Unterschied von natürlich schlank, übergewichtig und pseudoschlank erkläre ich noch – eben nicht gesünder ernähren als Übergewichtige. Meist ist das Gegenteil der Fall. Sie essen nicht nur ungesünder – jede Menge Fastfood, Schokolade und Chips –, sie essen auch meistens mehr.

Was sagt die Gesellschaft zu bösem Essen?

Heute ist so ziemlich alles böse, was gut schmeckt. Ein Dilemma! Wir leben im Nahrungsüberfluss, und das zum ersten Mal in unserem jahrtausendelangen Dasein, dürfen diesen Überfluss aber nicht genießen. Essen ist heute nicht mehr nur pure Energieaufnahme, wir können uns gesund und krank essen, dick und dünn, alt und jung. Die Liste der Lebensmittel, die böse, sündig, ungesund und krankmachend sind, verändert sich wie die Jahreszeiten. Zuerst war Fleisch bedenklich, dann Zucker, dann Fett und nun sind es die Kohlenhydrate und sogar manche Obstsorten. In diesem Wust aus Überinformationen findet sich niemand mehr zurecht. Nur die Schlanken kümmert es nicht. Die essen, was sie wollen – völlig instinktiv.

Das sagt die Natur zum bösen Essen

Böses Essen gibt es nicht. Noch nie in unserer Geschichte haben wir so sicher gegessen wie heute. Noch nie war es so einfach, an das tägliche Brot zu gelangen wie in diesen Tagen. Der Mensch war bis vor Kurzem noch vollkommen abhängig von der Natur, sie bestimmte über Leben oder Hungertod. War die Jagd erfolglos, blieben die Fischschwärme aus oder rafften Parasiten die Ernte dahin, verhungerten die Menschen zu Tausenden. Kühlschränke, Konservendosen, Gewächshäuser, Massenviehzucht und Lebensmittelkonzerne gibt es erst seit kurzer Zeit, genauso wie McDonalds und 24-Stunden-Tankstellen. Die Lebenserwartung unserer Spezies betrug zu den Zeiten, als wir noch von der schmutzigen Hand im Mund lebten, zirka 35 Jahre. Heute werden wir 80 Jahre alt – dem Fortschritt, der Hygiene und der großartigen Ernährung sei Dank. Aber: Was für den einen gut und gesund ist, kann den anderen krankmachen oder gar töten. Nicht jeder Mensch verträgt zum Beispiel Obst. Isst er es trotzdem, weil es nun mal als gesund deklariert ist, kann es ihm schaden. So geschehen bei den Eskimos. In deren eisiger Umgebung wachsen weder Obst noch Gemüse. Die amerikanische Regierung wollte den Inuit helfen und karrte massenweise gesunde Rohkost ins ewige Eis. Die Eskimos probierten davon und wurden krank. Schnell ließ man das Unterfangen wieder sein. Asiaten bekommen von Milch und Milchprodukten schlimme Durchfälle. Sie vertragen das Sekret, wie sie es selbst nennen, aus Tierdrüsen nicht. Eigentlich logisch, schließlich ist Milch bei allen Säugetierarten nur für Babys vorgesehen. Trotzdem gilt in unseren Breiten der Slogan: Die Milch macht's. Manche Europäer haben im Laufe der jahrhundertelangen Milchwirtschaft die Fähigkeit entwickelt, das Milcheiweiß auch nach dem zweiten Lebensjahr noch verwerten zu können. Sie vertragen Joghurt, Käse und Milch ganz hervorragend.

Erinnern Sie sich, dass Kaffee viele Jahre lang als ungesunder Wasserräuber deklariert war? Wenn man sich schon eine Tasse gönnte, sollte bitte gleich ein Glas Wasser hinterher geschüttet werden, um der Dehydration (Austrocknung) zu entgehen. Nun ist die DGE, Deutsche Gesellschaft für Ernährung, kleinlaut zurückgerudert. Man habe feststellen müssen, dass regelmäßiger Kaffeegenuss keinesfalls entwässert, ganz im Gegenteil. Das schwarze Genussmittel darf nun sogar zur genormten und verordneten Trinkmenge dazugerechnet werden. Dasselbe geschah mit Eiern. Nachdem es in den 1970ern noch Eierkuren gab, durften wir sie ein paar Jahre später nicht mehr essen. Viel zu groß war die Gefahr einer Erhöhung des Cholesterinspiegels. Also kratzten sich die braven Bürger das Gelbe aus dem Frühstücksei. Völlig umsonst, wie die DGE nun endlich zugab. Eier haben keinerlei Einfluss auf den Cholesterinspiegel. Ähnlich erging es jahrzehntelang der Butter. Wer sie aß, begann eine fatale Ernährungssünde. Gesundheitsbewusste griffen zur empfohlenen Margarine – die übrigens neuerdings statt der Butter auf der Abschussliste steht. Ja, was denn nun? Ist die Ernährungswissenschaft am Ende mit ihrem Jägerlatein? Kaffee? Nein. Kaffee? Ja. Butter? Nein. Butter? Ja. Rohkost? Ja…, oder doch lieber nicht? Und was ist mit all den hochgejubelten Lightprodukten? Nachdem die LowFad-Kampagne in Amerika das Übergewicht binnen zwei Jahren verdoppelt hat, wird nun ebenso davor gewarnt.

Kapitel C

Von Cholesterin und Cortisol

Cholesterin – eine fette Lüge

Hand aufs Herz: Haben Sie inzwischen auch Angst vor Hiobsbotschaften wie: Ein zu hoher Cholesterinspiegel führt zum Herzinfarkt, Sahne in der Soße macht dick und krank, bei zu wenig Bewegung naht der frühe Tod, ungesunde Ernährung führt zu Krebs? Auch hier sind Sie in bester Gesellschaft, die ganze Welt ist verängstigt. Eines ist jedenfalls sicher: Nichts, wirklich keine einzige dieser und der meisten anderen Informationen lassen sich belegen, ganz im Gegenteil. Man hat nun belegt, dass man nichts belegen kann.

Was sagt die Gesellschaft zu Cholesterin & Co.?

Die Gesellschaft, vor allem die Pharmaindustrie, braucht für alles Normen. Sie dienen in allererster Linie dem Umsatz. Der „gesunde" Blutdruck 120 zu 80 ist beispielsweise der Durchschnittwert von Spitzensportlern (!). Früher galt eine höhere Norm als unbedenklich, nämlich 140 zu 90. Als es deshalb zu wenig Patienten gab, setzte man sie kurzerhand herunter. In Sachen genormter Cholesterinspiegel sagen Fachleute: „Eines steht jedenfalls fest, der Ehrgeiz der Medizin, unbedingt den Cholesterinspiegel senken zu müssen, hat mehr Menschen in den frühzeitigen Tod befördert, als der Genuss aller Butterstullen, Big Macs und Sahnetorten zusammen."

Dazu Prof. Dr. Walter Hartenbach, Facharzt für Chirurgie und Autor des Buches „Die Cholesterinlüge": „In jahrzehntelangen Forschungen zu Ernährungs-, Krebs- und Gefäßerkrankungen konnte Dr. Walter Hartenbach keinerlei Zusammenhang zwischen Cholesterin und Arteriosklerose feststellen: Der Durchschnittswert des Cholesterins für Erwachsene beträgt weltweit 250 mg/dl. Werte bis zu 350 mg/dl sind häufig und normal. Da das aus Cholesterin gebildete Steroidhormon Cortisol den wesentlichen Aktivator für die Sicherstellung des energetischen Potenzials an Glukose darstellt (ca. 6000 eigene Untersuchungen), ist die jeweilige Produktion an Cholesterin großen Schwankungen unterworfen. Die Leber, die Produktionsstätte für Cholesterin, regelt den jeweiligen Bedarf, und es ist gefährlich, den Cholesterinspiegel senken zu wollen, und unverantwortlich, ein Absenken unter 200 mg/dl zu fordern. Das ist das üble Geschäft der Margarineindustrie und der cholesterinsenkenden Medikamente produzierenden Pharmaindustrie. Eine Cholesterinsenkung ist mit einer bedenklichen Minderung der geistigen und körperlichen Leistungsfähigkeit sowie mit einer Zunahme krebsiger Degenerationen verbunden.

Cholesterin hat mit der Entwicklung einer Arteriosklerose und eines Herzinfarkts nichts zu tun. In den arteriosklerotischen Wandverdickungen der Gefäße, die aus Zellen und Bindegewebe bestehen, findet man maximal 1 % Cholesterinablagerungen, was ich als Herz- und Gefäßchirurg bestätigen kann. Unterschiedliche Cholesterine gibt es nicht und es ist absurd, von einem guten und einem schlechten Cholesterin zu sprechen. Es gibt lediglich zwei aus Eiweiß bestehende Transportkörper des Cholesterins (Lipoproteine), erstens das weniger benötigte HDL-Lipoprotein zum Transport des mit der Nahrung aufgenommenen und des freien Cholesterins zur Leber, im Wesentlichen zur Bildung von Gallensäuren, und zweitens das LDL-Lipoprotein mit der Aufgabe, das von der Leber produzierte Cholesterin (das sind über 80 % des Cholesterins) täglich den Billiarden menschlicher Zellen zuzuführen, damit sie wachsen und ihre Funktionen ausführen können. Der LDL-Lipoprotein-Cholesterin-Komplex, fälschlich LDL-Cholesterin genannt, ist somit für die Funktion aller Zellen, für die Entwicklung der fast den gesamten Stoffwechsel regulierenden Steroidhormone und damit für den Erhalt unseres Lebens erforderlich. Daher haben auch alle Zellen einen Rezeptor für das LDL-Lipoprotein. Da der LDL-Lipoprotein-Cholesterin-Komplex eine ausschließlich nützliche Funktion hat, keinen Einfluss auf die Entwicklung einer Arteriosklerose besitzt und natürlichen Schwankungen unterliegt, ist es unsinnig, von einer krankhaften Hypercholesterinämie zu sprechen, was leider eine große Zahl von Ärzten verführt hat, derartigen Blödsinn kritiklos aufzunehmen. Absurd ist es, die

Ernährung für Cholesterinerhöhungen verantwortlich machen zu wollen. Nahrungsbedingte Cholesterinerhöhungen oder Senkungen betragen maximal 5 % und halten auch nicht länger an als 24 bis 48 Stunden, da die Leber bei erhöhter oder verminderter Cholesterinzufuhr sofort mit verminderter oder erhöhter Cholesterinproduktion regulierend eingreift.

Das sagt die Natur zu Cholesterin & Co.

Ich glaube, wir hatten es schon erwähnt: Jeder Körper ist anders, auch jede Körperzusammensetzung, und damit jeder Nährstoffbedarf, jeder Blutdruck und jedes Körpergewicht und eben auch jeder Cholesterinspiegel. Im menschlichen Organismus passiert nichts, aber auch gar nichts grundlos. Will heißen, wenn wir schwitzen und Wasser verlieren, dann wird der Körper über das Signal Durst etwas zu trinken verlangen. Kommen wir dem nicht nach, weil Trinken im Moment als ungesund gilt (das kommt sicher auch irgendwann noch, nachdem wir im Moment eher zu Kamelen werden sollen), dann wird er diese Signale derart verschärfen, dass wir sogar aus schmutzigen Wasserpfützen trinken würden. Wenn er zu wenig Nahrung bekommt, schaltet der Körper das Signal Hunger an. Essen wir trotzdem nichts, zum Beispiel weil wir auf Diät sind, wird er auch dieses Signal scharf schalten und wir finden uns, mit ausgeknipstem Verstand und alles Essbare in uns hineinstopfend vor dem Kühlschrank wieder. Man nennt dieses Phänomen auch Heißhunger- oder Fressattacke.

Und unser Körper erhöht den Blutdruck auch nicht grundlos. Er tut es, damit er die Zellwände besser durchdringen kann. Stress lässt nicht nur den Cholesterinspiegel ansteigen und schützt so vor Herzinfarkt, er erhöht den Blutdruck und auch den Cortisolspiegel. Das Cortisol aber ist einer der größte Dickmacher, den es gibt.

Cortisol – der wahre Dickmacher

Hand aufs Herz: Wie sehr sind Sie im Stress? Hier ist nur der negative Stress gemeint, denn er ist der wahre Dickmacher. Der Unterschied zwischen positivem und negativem Stress liegt in der Bewältigung. Wenn Sie einen lebendigen, stressigen Arbeitstag haben, der Sie aber nicht dauerhaft negativ belastet, sondern vielleicht sogar Spaß macht, dann erhält dieser Stress eher die gute Linie. Anders bei einer negativen Dauerbelastung, der Sie nicht entkommen können, die nicht bewältigt wird, die Sie eventuell traurig, frustriert und unzufrieden macht. In meiner jahrelangen Praxisarbeit sind mir Menschen begegnet, die plötzlich dick wurden, als sie ihre Arbeit verloren, den Verlust eines nahe stehenden Menschen verkraften mussten, deren Partner fremdging, deren Kinder auf die schiefe Bahn gerieten, deren Schwiegermutter ins Haus einzog, deren Eltern pflegebedürftig wurden und, und, und. All diese Beispiele zeigen die wahren Verursacher von Übergewicht. Wenn die Betroffenen etwas gegen die Zunahme tun wollen, bekommen sie durchweg die Empfehlung, an ihrer Ernährung etwas zu verändern.

Was sagt die Gesellschaft zu Cortisol?

Das Stresshormon Cortisol ist sehr gut untersucht. Man weiß um seine wichtige Rolle im Organismus, kennt seine positive und negative Wirkung im Körper. Nicht nur Homöopathen sind heute deshalb überzeugt, dass viele Zivilisationskrankheiten ihren Ursprung im Stress – und zwar dem belastenden Stress – haben. Angefangen bei Bluthochdruck über Diabetes II und Bandscheibenvorfälle bis zu vielen psychischen Problemen wie Depressionen, Zwangsneurosen und Phobien. Nur die Fettleibigkeit wird ausgespart. Und genau hier liegt der Hund begraben.

Das sagt die Natur zu Cortisol

Diese „lästige" Cortisolwirkung rührt daher, dass sie eigentlich nur für kurzzeitigen Stress vorgesehen war. Blicken wir zurück zum Jäger und Sammler. Unser Organismus hat noch heute genau dieselben Funktionen wie zu Urzeiten. Das Kniegelenk sieht noch genau so aus wie vor 150 000 Jahren, als wir noch in der Steppe unterwegs waren. Wenn dem Urmenschen auf seinen Streifzügen ein Löwe begegnete, blieb ihm nur die Wahl zwischen Angriff oder Flucht. Diese Wahl hat er aber nicht selbst getroffen, sondern das vollautomatische Rettungssystem seines Organismus. Noch bevor er das Gehirn einschalten konnte, hatte sein Körper dieses Alarmsystem aktiviert. Binnen Zehntelsekunden wurde Adrenalin in die Blutbahn geschüttet. Das Herz begann zu rasen, die Lungen wurden gedehnt und konnten so mehr Sauerstoff aufnehmen. Cortisol strömte ins Blut. Es hatte die Aufgabe, schnell Energie aus Muskel- und Fettzellen bereitzustellen, um zu fliehen oder zu kämpfen. Körpereigenes Morphin wurde zugegeben, damit der Urmensch schmerzfrei wurde, sollte ihn der Löwe erwischen und zerfleischen. In aller Regel fiel bei einer solchen Begegnung die Entscheidung zur Flucht auf den nächsten Baum. Gelang das und die Situation entspannte sich, sorgten Endorphine, die Glücksbotenstoffe, dafür, dass das körpereigene Rettungssystem zurückgefahren wurde. Alle Alarmbotenstoffe wurden wieder abgebaut. Das war wichtig, denn ein dauerhaft erhöhter Cortisolspiegel schadet dem Körper, das weiß die Natur. Die Stressforschung fand heraus, dass Menschen mit tiefem ausweglosem Kummer unter „Dauer-Cortisol" stehen. Frauen und Männer, die am Arbeitsplatz gemobbt werden oder Partnerprobleme haben, nehmen genau deshalb an Gewicht zu. Cortisol erhöht den Blutzuckerspiegel und mit ihm auch den Insulinspiegel. Der Körper beginnt zu sparen, biochemisch kann er nun kein Fett mehr abbauen. Die Betroffenen schaffen sich ein dickes Fell an, das sie schützt. Je größer und anhaltender die Sorgen sind, desto eher entsteht Kummerspeck. Dieser Schutzmechanismus wirkt natürlich auch bei Kindern. Deshalb ist es nicht verwunderlich, wenn gerade in den so genannten unteren Gesellschaftsschichten überdurchschnittlich viele Kinder und Erwachsene dick sind. Ernährungswissenschaftler hingegen begründen das – wie kann es auch anders sein – mit mangelnder Bildung, fehlender Ernährungsaufklärung und der angeblich daraus folgenden Discounterernährung. Will heißen: Wer in den Billig-Läden einkauft, ist arm. Wer arm ist, ist schlecht gebildet und somit zu dumm, sich richtig zu ernähren. Er läuft viel eher Gefahr, dick und fett zu werden, als der intelligente Konsument hochwertiger Lebensmittel. Abgesehen davon, dass diese Aussagen die Menschen ebenso diskriminieren wie die Discounter, sind sie schnell widerlegt. Viele Menschen aus der Mittel- und sogar Oberschicht – weder auffällig dick noch dünn – kaufen hier ein.

Zum Thema Stress und Cortisol schreibt Dr. Adjo Zorn, der sich u. A. mit Stressbewältigung beschäftigt:

„... Wenn Stressfaktoren über eine längere Zeit einwirken, erlernt der Körper das als neue Norm und kann es auch nach Wegfall der Auslöser beibehalten. Bei Überlebenden des Holocaust fanden sich ebenso wie bei ehemals geschlagenen oder missbrauchten Kindern auch heute noch erhöhte Cortisolmengen. Bei Mäusen hat man experimentell gezeigt, dass sich durch Stresstraining ein Cortisolniveau erreichen lässt, wie man es nach medikamentöser Kortisongabe erwartet. (...) Primatenforscher, die das Cortisolproblem erst berühmt gemacht haben, haben den Zusammenhang zwischen sozialen Beziehungen und Cortisolmengen ausführlich untersucht. Es stellte sich beispielsweise heraus, dass ein Schimpanse umso mehr Cortisol im Blut hat, je tiefer er auf der sozialen Leiter steht und umso mehr er von den anderen gemobbt wird. Aber die Sache ist nicht so einfach: Am meisten Cortisol hat der Boss (das Alphatier), wenn er seine Stellung dauernd verteidigen muss oder wenn ihm äußere Gefahren zu viel Verantwortung auferlegen. (...) Jede Form von Hilflosigkeit, Ausgeliefertsein, Nichtsmachenkönnen, Gefesseltsein potenziert die Wirkungen von Stress. Als ein absoluter Stressreduzierer unter den Affen hat sich Körperkontakt herausgestellt. Sexualität ist ebenso wie das Lausen eine der häufigsten Beschäftigungen der Menschenaffen. Wenn zwei konkurrierende Männchen mit voller Feindschaft gekämpft und sich vielleicht sogar verletzt haben, sorgen sie danach durch ausgiebiges, freundschaftliches Lausen für den Stress abbauenden Ausgleich. Es ist sogar beobachtet worden, dass ein Männchen dies demonstrativ verweigerte und dafür von allen Gruppenmitgliedern empört boykottiert wurde. Es gibt so viele Studien aus Krankenhäusern, Kinderheimen und selbst Tierhaltungen, die belegen, dass Körperkontakt mit anderen Menschen die Gesundheit positiv beeinflusst, dass man schon fast den Umkehrschluss wagen kann: Viele Menschen sind auch deshalb krank, weil sie einen Mangel an Streicheleinheiten haben. (…) Eine neben vielen Streicheleinheiten für Menschen vergleichbare Gelegenheit zum Abbau von sozialem Stress ergibt sich, wenn man symbolisch in den Arm genommen wird, d. h. sich bei jemandem vorbehaltlos ausheulen, Schwäche zeigen kann, wenn man nicht konkurrieren, nichts leisten, nichts fürchten muss, sondern von Belastungen sprechen kann und ohne Bedingungen oder nachfolgende Erwartungen angenommen wird. Wenn man dafür keinen Menschen hat, helfen selbst Haustiere. Wissenschaftler nennen das manchmal den L-Faktor (L kommt von Liebe). Die Wirkung ist signifikant und statistisch gesichert. Daneben gibt es natürlich noch viele Gelegenheiten, in denen aus Frust Stress werden kann. Als Beispiel soll noch Hungern (Fasten) erwähnt werden."

Kapitel D

Von Dicken und Diäten

Dicke – ein fetter Irrtum?

Hand aufs Herz: Wie sehr sind Sie davon überzeugt, sich Ihre überflüssigen Pfunde angefressen zu haben? Wie sehr hadern Sie mit Ihrem „abnormen" Essverhalten, Ihrer scheinbaren Disziplinlosigkeit und wie oft im Jahr denken Sie daran, Ihre Ernährung radikal zu verändern, um die Speckrollen endlich loszuwerden? Wie sehr plagt Sie das schlechte Gewissen, wenn Sie – schon wieder einmal – das Abnehmen auf den nächsten Tag, die nächste Woche oder den übernächsten Monat verschieben? Sie können ganz beruhigt sein, hier haben Sie alles richtig getan. Dicksein hat nichts damit zu tun, was Sie essen. Im Umkehrschluss können Sie deshalb auch nicht schlank werden, wenn Sie an der Auswahl Ihrer Lebensmittel herumdoktern.

Sind Sie auch davon überzeugt, dass Deutschland immer dicker wird, dass unsere Kinder langsam aber sicher verfetten, dass sie die ungesunde Lebensweise viel früher ins Grab befördern wird, als nötig? Glauben Sie ebenso, dass wir ohne Beratung und politisch unterstützten Diäten nicht in der Lage sind, dieses Damoklesschwert abzuwehren? Dann sind Sie auch auf ein System hereingefallen, das Informationen verbreitet, um Geld zu verdienen.

Wie die neuesten Zahlen zustande kommen, die die Bevölkerung Deutschlands zu den fettesten Europäern erklären, kann man im Newsletter des Europäischen Institutes für Lebensmittel- und Ernährungswissenschaften, kurz E.U.L.E. e. V., nachlesen (Quelle: www.iaso.org): „Die Deutschen sind die dicksten Europäer! So tönte es im letzten Monat unisono aus den Gesundheitsredaktionen. Glücklicherweise präsentierte Verbraucherminister Horst Seehofer postwendend einen Plan, um die Nation vor dem Platzen zu bewahren. Doch wie kam es zu dieser schockierenden Nachricht? Hatten sich die Medien etwa einen verspäteten Aprilscherz erlaubt? Nein, viel schlimmer: Es handelte sich um die alltägliche „kritische Berichterstattung" in Sachen Ernährung und Gesundheit. Die Journalisten zogen einfach ein paar Daten heran, die zuvor von der International Association for the Study of Obesity (IASO) zur Adipositas in Europa veröffentlicht worden waren. Das Gesamtwerk, das von den Redaktionen zu einer „Studie" hochstilisiert wurde, besteht aus zwei kleinen Tabellen ohne Autor. Hinter dem Zahlenmaterial stecken – wie man unlängst der Fachpresse entnehmen konnte – die Gelder von Pharmaunternehmen, die Appetitzügler verkaufen. Aus den fragwürdigen Daten destillierten die Journalisten dann die Meldung, in Deutschland wögen drei Viertel aller Männer und mehr als die Hälfte der Frauen zu viel, weshalb die Nation im Dicken-Ranking den Spitzenplatz belege. Wohlgemerkt: Die IASO hatte sich gehütet, diesen Unfug selbst zu behaupten – denn offenbar ging das sogar einer Marketingorganisation von Pharmafirmen gegen die Berufsehre. Aus diesem Grunde wies sie bereits vor der Verbreitung durch die Medien darauf hin, dass die Daten herzlich wenig besagen. Sie sind schließlich nicht altersstandardisiert und wurden mit unterschiedlichen Methoden an verschiedenen Bevölkerungsgruppen zu unterschiedlichen Zeitpunkten erhoben. Die deutschen Daten stammen aus einer telefonischen Umfrage. Wer Zeit und Muße hatte, die Fragen zu beantworten, war leider noch nicht dick genug: Da man ja weiß, dass bei Telefonumfragen nicht unbedingt die Wahrheit erzählt wird, hat man die Antworten nach oben „korrigiert", bis sie stimmten. Mit den so gewonnenen Daten wurde Deutschland zur dicksten Nation Europas erklärt.

Das Erstaunliche ist, dass nicht nur einzelne Zeitungen die haarsträubende Story ungeprüft druckten, sondern dass zahllose Redaktionen im Gleichschritt politisch opportunen Unsinn verbreiteten, ohne dass Gegenstimmen laut geworden wären. Die Jagdsaison auf Nicht-Untergewichtige ist eröffnet."

Was sagt die Gesellschaft zu den Dicken?

Ganz klar, sie sagt: Dicke sterben früher. Sie sind Kandidaten für Folgeerkrankungen wie Diabetes, Bluthochdruck, Gelenkprobleme, Herzinfarkt, Schlaganfall und belasten deshalb das Gesundheitssystem. Sie sagt auch, dass Dicke undiszipliniert, geistig minderbemittelt und bitterarm sind (Aussage von Politikern, die meisten Übergewichtigen wären in der unteren Bildungs-(!) und Einkommensschicht zu finden). Dicke belasten nicht nur die Allgemeinheit, sie sähen zudem hässlich aus und kennen keine Fressgrenze. Heute dick zu sein, bedeutet, tägliches Spießrutenlaufen durch den Dschungel der Vorurteile, ohne der Abschiebung an den Rand der Gesellschaft zu entgehen.

Tatsächlich trifft nichts, aber auch gar nichts von diesen Klischeevorstellungen der Bevölkerung zu. Übergewichtige sind nicht kranker als Dünne, sie leiden auch nicht häufiger an Diabetes, Schlaganfällen und Herzinfarkten und sind mindestens genauso intelligent wie Hungerhaken.

Früher galten übrigens genau dieselben Vorurteile für die Dünnen. In Zeiten, in denen Nahrung nicht selbstverständlich war und Fettreserven deshalb ein wichtiges Statussymbol darstellten, war ein Dünner ganz offensichtlich jemand, der Hunger litt, von einer auszehrenden Krankheit heimgesucht oder einfach zu dumm war, um etwas aus sich zu machen. Und galt als hässlich.

Das sagt die Natur zu den Dicken

Die gute Nachricht: Die Natur hat dicke Menschen nicht vorgesehen, es darf sie praktisch gar nicht geben. Von Natur aus sind Menschen eher schlank, so wie alle Säugetiere, die ihr Fressen erjagen und gleichzeitig vor Fressfeinden davonlaufen müssen. Zum Dickwerden neigen Menschen (natürlich) nur dann, wenn sie in einem kargen Nahrungsangebot leben. Das ist beispielsweise auf den Südsee-Atollen der Fall. Hier sind die Bewohner auf Fische angewiesen, das Land alleine kann sie nicht ernähren. Blieben früher die Fischschwärme aus, verhungerten die Insulaner. Aus diesem Grund wurden sie von Mutter Natur mit einem guten Futterver-wertungssystem ausgestattet. Das Schönheitsideal in diesen Regionen ist deshalb auch mollig.

Dick werden Menschen außerdem, wenn es ihnen psychisch schlecht geht, wenn sie unter Existenzängsten leiden, wenn sie gemobbt werden und/oder ihre berufliche Position gegen Kollegen verteidigen müssen. Der Organismus steht unter Dauerstress, der Körper lernt, mit Ressourcen vor-sichtig umzugehen und lagert Nahrung ein für noch schlechtere Zeiten.

Diäten – geldwerter Vorteil?

Hand aufs Herz: Wie viele Diäten haben Sie schon hinter sich. Wie oft sind Sie schon an einer Eier-, Brigitte-, LowFad-, LowCarb-, Obst- und Salat-diät gescheitert? Wie viel Geld haben Sie schon in Diät-Programme ge-steckt, die Ihnen Wunder versprachen? Wie viele Pülverchen, Tabletten und Riegel haben Sie schon gekauft, wie viele Zeitschriften, Bücher und Broschüren erworben, die Ihnen die ultimative Abnehmmethode ver-kündeten? Wie oft sind Sie gescheitert und wie viele Male haben Sie an sich selbst gezweifelt, haben mit Ihrem „Unvermögen" gehadert, all die unterschiedlichen Essensvorgaben auf Dauer nicht einhalten zu können? Wie eingangs erwähnt, befinden Sie sich in guter Gesellschaft. Gerade mal 1 % gelingt es, auf diese Weise dauerhaft abzunehmen. Der Rest ist davon überzeugt, es beim nächsten Mal zu schaffen – oder sie geben einfach auf. Letzteres ist das Vernünftigste, denn der Körper lässt sich nicht austricksen, wenn es um seine Reserven geht.

Was sagt die Gesellschaft zur Diät?

Sie ist der Meinung, dass alle, auch die Schlanken, unbedingt Diät halten müssen, um dünn zu werden, beziehungsweise es zu bleiben. Ohne Disziplin beim Essen würde früher oder später jeden die Krankheit Übergewicht treffen. Die Gesellschaft verkündet, dass man das Gehirn einschalten müsse, bevor etwas in den Mund geschoben wird. Wer Diät hält, wird bewundert, geachtet und beneidet.

Das sagt die Natur zur Diät

Hilfe, Hungersnot! Sie kann nicht unterscheiden, ob Sie auf einem Atoll leben und die Fischschwärme ausgeblieben sind oder ob Sie diesen Zustand absichtlich verursachen. Ab dem Moment, wo Sie sich in Gedanken den ganzen Tag mit Essen beschäftigen, Ihr Magenknurren ignorieren, seufzend auf Lieblingsspeisen verzichten und stattdessen wenig Energiehaltiges zu sich nehmen, schaltet der Organismus auf Nahrungsmangel. Er senkt seinen Energieverbrauch auf ein Minimum, baut Muskulatur ab und verliert Wasser. Gleichzeitig schaltet er den natürlichen Nahrungstrieb nach oben, von nun an denken Sie nur noch an Essen. Die Diät wird quälend und beim Geruch einer Currywurst läuft Ihnen das Wasser im Mund zusammen. Wenn Sie das tapfer ignorieren, wird Ihr Körper dafür sorgen, dass Sie vom Essen träumen, vielleicht werden Sie davon aufwachen und mitten in der Nacht den Kühlschrank plündern. Spätestens jetzt ist die Diät gescheitert – an Ihrer Disziplinlosigkeit? Nein, sie scheiterte an einem natürlichen Überlebenstrieb, der so alt ist wie die Menschheit selbst.

Dazu ein Versuch mit 36 amerikanischen Kriegsdienstverweigerern, der im Jahre 1945 gemacht wurde: Man wollte wissen, wie sich Hunger auf den Menschen auswirkt. Die Männer wurden isoliert und bekamen nach und nach immer weniger zu essen. Schon nach kurzer Zeit hatten sie kein anderes Thema mehr als Nahrung. Das weitere Reduzieren der Kalorien hatte zur Folge, dass viele der Teilnehmer depressiv und apathisch wurden. Der Hunger überdeckte alles, sie zogen sich zurück und interessierten sich nur noch für Themen, die mit dem Essen zutun hatten. Um es kurz zu machen: Als die Nahrungszufuhr nach Wochen langsam wieder erhöht wurde, kannten sie kein Sättigungsgefühl mehr, viele aßen, bis sie erbrachen. Hauptthema blieb das Essen, auch als es wieder mehr als genug gab. Einige wurden danach Köche.

Ein anderer Versuch, dieses Mal mit ausgezehrten Kriegsgefangenen: Man setzte sie auf Diät, damit sie schneller an Gewicht zunahmen. Experiment gelungen – Teilnehmer dick.

Das war übrigens auch das körperliche Resultat bei den Teilnehmern des ersten Experimentes.

Kapitel E

Von Endorphinen, Energie, Ernährungsberatung und Essverhalten

Endorphine – die Schlankmacher

Hand aufs Herz: Sind Sie glücklich? Schauen Sie mit positivem Blick in die Zukunft? Wann hatten Sie das letzte Erfolgserlebnis? Wann haben Sie sich zuletzt wie ein kleines Kind über etwas gefreut? Lieben Sie Ihr Leben?

Die wenigsten Menschen mit Figurproblemen, die zu mir in die Gruppen kamen, haben ihr Leben als glücklich und positiv beschrieben. In den meisten Fällen war das Gegenteil der Fall. Gerade durch die vergeblichen Versuche die Fettreserven loszuwerden, sind sie immer unglücklicher geworden und konnten sich am Ende über gar nichts mehr freuen. Biochemisch gesehen, hängt an den Gefühlen Glück und Freude unter anderem der Botenstoff Endorphin.

Was sagt die Gesellschaft zu Endorphinen?

Auch diese Botenstoffe sind ausgiebig untersucht. Man kennt ihre Wirkung, weiß wo und wie sie im Körper produziert werden. Leider wurde auch hier ein Zusammenhang von fehlenden Endorphinen und Übergewicht nicht beachtet, jedenfalls weiß ich nichts davon. Informationen über Endorphine sehen in der Regel wie folgt aus:

Endorphine sind körpereigene Drogen. Sie werden in Extremsituationen vom Organismus selbst produziert. Sie wirken schmerzhemmend und angstlösend, verschaffen eine wohlig-glückliche Stimmung bis zur Ekstase, regen den Schlaf an, erhöhen die Wahrnehmung. Sie haben vergleichbare Wirkungen wie körperfremde Opiate (Morphium, Heroin, Opium).

Das sagt die Natur zu Endorphinen

Sie werden immer dann ins Blut ausgeschüttet, wenn wir etwas Schönes erleben, eine neue Liebe, einen erfolgreichen Geschäftsabschluss, die Geburt eines Kindes, einen Urlaub und Ähnliches. Endorphine senken den Cortisolspiegel, heben die Stimmung und sind deshalb wahre Fettfresser. Dass ein arbeitsloser Mensch mit Existenzängsten nur wenig Endorphin im Blut hat, versteht sich fast von selbst – genauso wenig wie eine übergewichtige Frau, die zum x-ten Mal an einer Diät gescheitert ist und machtlos dabei zuschauen muss, wie sich die verlorenen Pfunde wieder am Körper sammeln. Aber genau diese Endorphine sind es, die dem Organismus beweisen, dass die Zeiten gut sind. In guten Zeiten neigt der Körper nicht zum Einlagern von Energiereserven. Warum sollte er auch? Es ist schon lange untersucht und bestätigt, dass Menschen, die eine positive, optimistische und lebensbejahende Einstellung haben, wesentlich schlanker sind – und das hat nichts mit ihrer Ernährung zu tun.

Energie – Problem oder Lösung?

Hand aufs Herz: Kennen Sie auch die Rechnung: Zu viel aufgenommene Energie + zu wenig verbrauchte Energie = Übergewicht? Diese Rechnung ist so alt wie die Ernährungsberatung. Und leider auch genauso falsch. Sie geht bei so vielen Menschen nicht auf und trotzdem wird sie andauernd angewandt, vermutlich weil sie so schön logisch klingt. Gibt es in Ihrer Umgebung nicht auch jemanden, der täglich Unmengen an Energie zu sich nimmt, viel Zeit vor der Glotze oder dem Computer verbringt, anstatt sich sportlich zu ertüchtigen, und der trotzdem klapperdürr ist? Ich kenne viele solcher Menschen, auch meine Teilnehmer stehen regelmäßig fassungslos vor diesen Kandidaten und beneiden sie glühend.

Was sagt die Gesellschaft zur Energie?

Sie macht die oben genannte Rechnung auf und erzählt den interessierten Übergewichtigen, welche Art der Energie gut und welche schlecht für sie ist. Welche gesund, jung, schlank und dynamisch hält und welche Art von Energie genau das Gegenteil bewirkt. Damit verdient ein riesiger Industriezweig Milliarden, ohne jedoch jemals Beweise auf den Tisch gelegt zu haben.

Das sagt die Natur zur Energie

Für die Natur ist Energie so ziemlich das Wertvollste, was es gibt. Der menschliche Organismus hat im Laufe seines Erdendaseins schon unzählige Zeiten erlebt, die voller Entbehrungen und Hungersnöten waren. Der Körper musste lernen, mit seinen Energien hauszuhalten, wenn es nötig war. Für ihn gab und gibt es ein klares Unterscheidungssystem zwischen guten und schlechten Zeiten, sprich nahrungsreichen oder nahrungsarmen Zeiten. Das System hat sich im Laufe der Evolution perfektioniert und funktioniert bis heute tadellos. In den Industrieländern gibt es zwar keine Nahrungsknappheit mehr, die körperlichen Reaktionen auf Hungersignale sind jedoch genau dieselben geblieben. Allerdings werden sie heute durch ganz andere Faktoren ausgelöst als früher.

Ernährungsberatung – Beruf oder Unfug?

Hand aufs Herz: Wie oft haben Sie im letzten Jahr das Wort Ernährungsberatung gehört? Sind Sie davon überzeugt, dass wir diese Berufssparte brauchen, um richtig essen zu können?

Was sagt die Gesellschaft zur Ernährungsberatung?

Es hat sich nicht nur eine Industrie um dieses Fach gebildet, der Berufsstand füllt im Fernsehen schon ganze Nachmittags- und Abendprogramme. Interessierte Zuschauer können beobachten, wie dicke Familien reumütig vor ihrem Kühlschrank stehen, während ein wichtiger Ernährungsberater den gesamten Inhalt in den Müll wirft. Der oder die dynamische Ernährungsberater/in straft mit bitterem Blick und klärt entsetzt über die Folgen auf, die der Verzehr aller gerade entsorgten „bösen Lebensmittel" anrichtet. Es fliegt nicht nur das Fett vom Speiseplan, sondern neuerdings werden auch alle Arten von Kohlenhydraten gestrichen. Sämtliche Süßigkeiten werden von nun an verbannt und ein „gesunder" Einkaufszettel wird erstellt. Der erlaubt nur noch leckeres Gemüse, trockenes Putenfleisch, Vollkornmüsli und Tofu. Statt Gummibärchen gibt es Obst und man lässt es sich nicht nehmen, Eltern vor dem frühen Tod ihres dicken Nachwuchses zu warnen. Um das zu unterstreichen, wird das Aussehen der Kinder per Computer hochgerechnet, die entstandenen Bilder zeigen, wie krank und unglücklich die dicken Kinder als Vierzigjährige aussehen werden, wenn sie so weiter fressen. („Liebling, wir bringen die Kinder um", RTL2, „Besser essen in Deutschland", Pro7). Beim Zuschauer meldet sich das schlechte Gewissen und es entsteht die Gewissheit, dass es ohne Beratung nicht zu schaffen ist.

Das sagt die Natur zur Ernährungsberatung

Über Zigtausende Jahre kam die Menschheit problemlos ohne diesen Berufsstand aus. Der homo sapiens vertraute seinem Nährstoff-Zufuhrsystem, also seinem Appetit, und verschlang, was es gab. Gesteuert wurde die Nahrungsaufnahme vom intelligenten Darm, dem körpereigenen Ernährungsberater. Noch heute funktioniert dieses System tadellos – bei natürlich Schlanken. By the way: Wenn Sie in einer Einrichtung für Essstörungen nachfragen, welchen Berufswunsch die Betroffenen hegen, dann werden Ihnen die meisten antworten: Ernährungsberater.

Essverhalten – das Verhältnis zum Essen

Hand aufs Herz: Haben Sie schon einmal einem natürlich Schlanken im Restaurant beim Essen zugeschaut? Achten Sie in nächster Zeit mal darauf, wie entspannt er oder sie genießt. Wie er oder sie sich nebenher mit dem Tischnachbarn unterhält und wie nebensächlich das ist, was sich auf dem Teller befindet. Wie er oder sie selbigen beiseiteschiebt, wenn er oder sie satt ist und dann völlig gelassen in die Nachtischkarte schaut, ob nicht vielleicht doch noch etwas in den Magen passt. Bei einem übergewichtigen Menschen oder einem pseudoschlanken haben wir ein ganz anderes Bild. Die Gedanken sind keinesfalls beim Gespräch mit dem Gegenüber, sondern voll und ganz auf das Essen konzentriert. Im Gehirn leuchtet die Kalorientabelle und die Fettpunkte werden zusammengezählt, der morgige Tag zum Obsttag erklärt, um die „Sünde" wieder auszugleichen. Die Waage isst mit und das schlechte Gewissen ebenso.

Was sagt die Gesellschaft zum Essverhalten?

Jeder kann und muss sein Essverhalten kontrollieren und manipulieren, um schlank zu werden, rezeptive zu bleiben. Im Prinzip verlangt die Gesellschaft, dass wir wie ein Pseudoschlanker essen, mit viel Disziplin und bitteschön unter ständigem Einsatz des gesunden Menschenverstandes. Das mag ja bei Magen-Darmkranken und anderen Problemfällen richtig sein, führt allerdings bei allen anderen eher zu Übergewicht. Es sei denn, man schafft es, ein Leben lang diszipliniert und kontrolliert zu sein. Immerhin gelingt das 1 % der Diätwilligen.

Das sagt die Natur zum Essverhalten

Letztendlich bestimmt das Essverhalten – und das Verhältnis zum Essen – die Ausschüttung von Hormonen. Stress beim Essen, und sei er nur unterbewusst, sorgt für Cortisol im Blut. Der Stress wird meist durch das schlechte Gewissen, den Frust und die Gedanken an die nächste Diät ausgelöst. Das Gefühl, erneut den kalorienreichsten Speisen auf der Karte nicht widerstanden zu haben, führt zu depressiven Verstimmungen, und die machen dick. Depressive Menschen leiden nicht nur unter einem zu hohen Cortisolspiegel, sie haben gleichzeitig auch einen Serotoninmangel. Der Botenstoff Serotonin sorgt für Glückgefühle und Wohlbefinden und beeinflusst so die Fettzellen. Serotonin wird in ausreichender Menge bei Sonnenlicht produziert, deshalb fühlt sich der Mensch auch besonders wohl, wenn der Frühling kommt. Auch Verliebte haben einen hohen Serotoninspiegel, genauso wie optimistische und lebensbejahende Menschen. Sie neigen deshalb viel weniger zu Übergewicht, überzeugen ihren Körper davon, dass gerade „gute Zeiten" herrschen.

Ein entspanntes, unbelastetes Verhältnis zum Essen, ohne Gier und schlechtem Gewissen, ist also der beste und effektivste Schlankmacher. Verbote bewirken genau das Gegenteil. Verboten sind heute leider alle Nahrungsmittel, die lecker sind. Diese Tatsache verdirbt selbst den natürlich Schlanken so langsam aber sicher das Essverhalten und schubst sie in den Diätenkreislauf. Ausgerechnet die Bösewichte Nummer eins, Nudeln und Schokolade, sind wichtig und elementar für einen ausgeglichenen Serotoninspiegel und somit für das Wohlgefühl.

Kapitel F

Von Fettreserven, Figur und Futterverwertern

Fettreserven – Freund oder Feind?

Hand aufs Herz: Wie betrachten Sie Ihre Fettröllchen? Mit Verachtung, Frust und Wut? Ich kann das verstehen, allerdings würde Ihr Körper, wenn er reden könnte, zu einem Verteidigungs-Plädoyer allererster Güte ansetzten.

Was sagt die Gesellschaft zu Fettreserven?

Sie haben zu viel gegessen! Das sagt die Gesellschaft, was auch immer Sie schwören. Nicht nur die Allgemeinheit hält Sie für undiszipliniert, die Politik tut es, die Gesundheitsämter, Krankenkassen, Ärzte, Herr Seehofer und Frau Künast, Ihr Arbeitgeber und Ihre Schwiegermutter.

Das sagt die Natur zu Fettreserven

Das, was Ihnen im Spiegel nicht gefällt, sind Notreserven für schlechte Zeiten. Überlebenswichtige gesammelte Energien, die Ihnen helfen werden, über nahrungsarme Tage zu kommen. Sie haben gar keine nahrungsarmen Tage? Sind Sie sicher? Jede Diät, jeder Obsttag, jedes regelmäßige Hungern, und sei es nur über Stunden, wertet der Körper als Notzeit und stellt sein Futterverwertungssystem um. Jede Energie-Unterversorgung kommt im Gehirn als Alarm an und nicht nur das: Je mehr Sie über Essen nachdenken, je wichtiger Sie das Thema Nahrung für sich machen, desto mehr Beweise liefern Sie Ihren grauen Zellen, dass es nicht genug zu Essen gibt. Essen + Sorgen = Übergewicht. So herum stimmt die Rechnung wesentlich öfter. Eine Fettzelle funktioniert ganz simpel, ähnlich wie ein Luftballon: Solange Sie Luft in einen Ballon hineinpusten, kann keine heraus. Wenn Sie die Luft aus einem Ballon herauslassen, kann keine hinein. Dasselbe Prinzip gilt auch für die Reservezellen. Aufnehmen oder abgeben, beides zusammen geht nicht.

Figur – Schubladendenken

Hand aufs Herz: Sind Sie auch auf den medialen Overkill hereingefallen? Glauben Sie, dass Sie zu den Übergewichtigen gehören und sind Sie sicher, dass alle Schlanken einfach klüger, bewusster und ausgewählter essen? Inzwischen kann man die Bevölkerung figurtechnisch in drei Gruppen unterteilen: Die natürlich Schlanken, die Pseudoschlanken und die Übergewichtigen. Die Unterscheidung von natürlich und Pseudoschlank liegt im Essverhalten (siehe E). Natürlich Schlanke essen, was sie möchten. Sie schlemmen ohne schlechtem Gewissen, hören auf, wenn sie satt sind, machen sich keine Gedanken, kennen keine Diäten, also künstliche Hungersnöte, und bewerten das Thema Nahrungsaufnahme als „nicht wichtig". Sie haben Besseres zu tun, als sich den ganzen Tag damit zu beschäftigen, was sie heute nicht essen, was gesund und ungesund ist, in welche Bestandteile Essen zerlegt werden kann und wie viele Kalorien das Stück Sahnetorte hat, das sie gerade mit großem Appetit genießen. Sie essen ganz nach ihrem körpereigenen Ernährungsberater. Pseudoschlanke machen alles umgekehrt. Sie achten sehr wohl auf ihre Ernährung, legen Obsttage ein und zählen akribisch Kalorien. Sie schauen beim Einkaufen erst einmal auf dem Packungsboden und entscheiden dann, ob sie nicht lieber zum Lightprodukt greifen. Ein Stück Sahnetorte gönnen sie sich allenfalls zum Geburtstag und bezeichnen das als Sünde.

Was sagt die Gesellschaft zur Figur?

Übergewichtige sollten essen wie Pseudoschlanke, dann hätten sie keine Probleme. Die natürlich Schlanken seien genetisch bevorteilt, hätten einen rasenden Stoffwechsel und seien die Ausnahmen in der Gesellschaft.

Das sagt die Natur zur Figur

Wer isst wie ein natürlich Schlanker, leidet ganz offensichtlich keine Not und wird deshalb auch nicht dick – zumindest nicht, wenn die Lebensumstände angenehm sind, sich der negative Stress in Grenzen hält und auch ansonsten Gelassenheit und eine positive Lebenseinstellung vorherrschen. Bei den Pseudoschlanken sieht es anders aus. Ihr Organismus ist davon überzeugt, überschüssige Nahrung sofort einlagern zu müssen, sollte sich die sündige Gelegenheit ergeben. Deshalb schwören Pseudoschlanke Stein und Bein, jedes gesündigte Stückchen Sahnetorte finde sich sofort auf ihrer Waage wieder. Und sie haben nicht gelogen. Vorm Hüftgold retten sie jetzt nur noch die eiserne Ernährungs-Disziplin und der nachfolgende Obsttag. Den Übergewichtigen fehlt dazu wiederum die Disziplin, so behaupten sie jedenfalls von sich selbst. Mit Disziplin und mangelndem Willen hat das jedoch nichts zu tun. Je weniger der Mensch isst, je mehr Energie ihm fehlt, desto höher wird sein Nahrungstrieb geschaltet. Auch das ist eine Überlebensfunktion, die jedes Säugetier besitzt. Jetzt fühlen die Betroffenen Dauerhunger, auch Heißhunger genannt. Im Kopf gibt's nur noch ein Thema: Essen. Der Geruch von Nahrung lässt das Wasser im Mund zusammenlaufen und der Drang, den Gefühlen nachzugeben, wird immer stärker. Widerstehen können nur die Pseudoschlanken. Sie enden nicht selten in einer Magersucht.

Futterverwerter – Stoffwechsel

Hand aufs Herz: Gehören Sie zu der Gruppierung der Übergewichtigen? Wunderbar, ich gratuliere! Sie haben damit die größte Chance, Ihr Futterverwertungssystem so zu verändern, dass Sie schlank werden. Einen Pseudoschlanken zu überzeugen, dass er seine Disziplin aufgeben muss, um aus dem Zunehm-Teufelskreis herauszukommen, ist fast unmöglich. Jedes Grämmchen mehr, das sich auf der Waage zeigt, würde das Unterfangen scheitern lassen. Das ist zumindest die Erfahrung aus meiner jahrelangen Praxis. Sie aber sind anders, Sie kennen Gewichtsschwankungen und vielleicht auch das Phänomen, dass Sie, wenn Sie wieder einmal aufgeben wollen, plötzlich einen Gewichtsstillstand haben. Will heißen: Der Zeiger der Waage verharrt, OBWOHL Sie undiszipliniert essen.

Was sagt die Gesellschaft zum Futterverwerter?

Dieses Wort kennt man allenfalls aus dem Tierreich oder als gern genutzte Ausrede übergewichtiger Menschen, die ihre Fettrollen verteidigen.

Das sagt die Natur zum Futterverwerter

Im Tierreich gibt es gute und schlechte Futterverwerter. Die guten Futterverwerter sind darauf angewiesen, möglichst viel ihrer Nahrung in den Fettspeichern zu horten. Sei es, weil sie wie Robben und Wale in kalten Gewässern leben, wo sie eine dicke Speckschicht gegen die Kälte brauchen, oder weil sie in ihrer Lebensumgebung mit wenig energiehaltiger Nahrung auskommen müssen. Die Landsäuger mit einem guten Futterverwertungssystem wie Elefant, Nilpferd oder Rhinozeros, nebenbei bemerkt ausschließlich Vegetarier, müssen Unmengen Grünzeug fressen, um daraus die nötigen Nährstoffe und Reserven zu sammeln. Ihre dicke Fettschicht können sie sich ohne schlechtes Gewissen leisten, sie haben keine Fressfeinde, vor denen sie flüchten müssen. Andere vegetarisch lebende Tiere wie Gazellen und Antilopen dürfen sich keine Speckschicht erlauben. Mit dicken Fettpolstern wären sie zu schwer und unbeweglich, um ihren

Fressfeinden zu entkommen. Die Natur hat sie deshalb mit einem schlechten Futterverwertungssystem ausgestattet. Auch Raubtiere haben dieses System. Hätten sie das Futterverwertungssystem eines Elefanten, verlören sie ihre Schnelligkeit, auf die sie bei der Jagd dringend angewiesen sind.

Der Mensch ist eine Mischung aus Jäger und Gejagtem. Schon immer musste er beweglich für die Jagd und für die Flucht sein. Mutter Natur hat auch ihn mit einem schlechten Futterverwertungssystem ausgestattet. Aber sie hat ihm noch eine weitere Fähigkeit mitgegeben, die ihm letztendlich die erfolgreiche Ausbreitung auf dem Erdball erst ermöglicht hat: Das Umschalten vom schlechten zum guten Futterverwerter, sollte es die Nahrungsumgebung von ihm verlangen.

Das Futterverwertungssystem eines Übergewichtigen wurde irgendwann in seinem Leben von „schlecht" auf „gut" umgestellt. Die Gründe hierfür sind vielfältig. Das kann mit einer belastenden Lebenssituation zu tun haben, mit Existenzängsten oder einer Verknappung von Nahrung. Auf die Welt kommen wir eigentlich mit einem schlechten Futterverwertungssystem. Nur wenn die Nahrungsumgebung karg ist, kann Mutter Natur den menschlichen Organismus schon in der Fruchtblase auf Einlagern schalten. Isst eine schwangere Frau zu wenig, vielleicht aus Angst, dick zu werden, hält sie Diät oder führt aus anderen Gründen nicht genug Energie zu, kann ihr Kind mit einem guten Futterverwertungssystem auf die Welt kommen und wird später dick.

Folgender Beitrag unterstützt diese Theorie (Quelle: http://www.innova tions-report.de/html/berichte/medizin_gesundheit/bericht-26283.html): „Dünne Kleinkinder haben ein größeres Risiko später an Diabetes zu erkranken. Zu diesem Ergebnis ist eine Studie von englischen und indischen Wissenschaftlern gekommen. Entscheidend sei, wann diese Kinder später zu schnell zunehmen. Die Wissenschaftler fordern im New England Journal of Medicine, dass das Gewicht von Kindern sorgfältiger beobachtet wird. David Barker von der Southampton University erklärte, dass dünne Zweijährige gefährdeter seien als dicke. Es wird angenommen, dass weltweit 150 Mio. Menschen an Diabetes erkrankt sind.

Eines der am stärksten betroffenen Länder ist laut BBC Indien. 2000 waren fast 25 Mio. Inder Diabetiker. Für das Jahr 2010 wird ein Anstieg auf 40 Millionen vorhergesagt. Die Wissenschaftler machten fast 1.500 Einwohner einer Gemeinde im Süden Delhis ausfindig, die vor mehr als 20 Jahren an einer Studie zum Wachstum in der Kindheit teilgenommen hatten. Mehr als 15 Prozent der Teilnehmer hatten hohe Blutzuckerwerte, die als Hauptrisikofaktor für Diabetes galten. Weitere vier Prozent waren Diabetiker. Es zeigte sich, dass die Betroffenen allgemein ein geringes Geburtsgewicht hatten und während der frühen Kindheit dünn geblieben waren. Nach ihrem zweiten Geburtstag begannen sie rasch an Gewicht zuzunehmen. Keiner war während der Kindheit korpulent. Ihre Gewichtszunahme hielt bis in das Erwachsenenalter an. Viele wurden übergewichtig oder fettleibig.

Je später das Kind begann zuzunehmen, desto geringer war sein Diabetesrisiko. Diese Ergebnisse könnten laut den Wissenschaftlern erklären, warum besonders in Indien ein starker Anstieg der Erkrankungen zu verzeichnen ist. In der Vergangenheit lebten unterernährte Kleinkinder in armen Familien mit einem beschränkten Zugang zu Lebensmitteln. In den vergangenen Jahren verbesserten sich die Lebensbedingungen und untergewichtige Babys werden in Familien mit deutlich besseren Lebensbedingungen geboren. Dieses Problem wird dadurch verstärkt, dass die Jugendlichen weniger aktiv sind als frühere Generationen und daher rascher zunehmen.

Diabetes II ist nichts anderes, als der biochemische Beweis für ein gutes Futterverwertungssystem. Der Körper baut ausgeschüttetes Insulin nicht mehr ab, der Blutzucker ist dauerhaft erhöht und füllt die Fettzellen. Die können, selbst wenn sie wollen, nichts mehr abgeben (Luftballon). Das Phänomen kennt man nicht nur von hungernden Indern, sondern auch von Indianervölkern, die in Nahrungsarmut leben. Sie entwickeln spätestens in der Pubertät eine Insulinresistenz. Das steigert ihre Überlebenschancen. Übergewichtige, die eine Diabetes II entwickeln, haben nicht, wie fälschlicherweise behauptet wird, zu viel Zucker gegessen. Sie haben ihren Körper lediglich oft genug bewiesen, dass er Energien einlagern muss. Zuckerkrankheit wird Diabetes übrigens nur deshalb genannt, weil der Urin der Betroffenen süß schmeckt.

Kapitel G

Von Genetik und Gier

Genetik – überholtes Wissen?

Hand aufs Herz: Glauben Sie auch, Ihr Übergewicht wäre „genetisch" bedingt? Sie haben den dicken Bauch, die Oberschenkel und die vollen Hüften schlicht und ergreifend vererbt bekommen? Dann glauben Sie dasselbe wie viele Menschen in Ihrer Umgebung. Aber ich bin mir sicher, Speck lässt sich nicht vererben.

Was sagt die Gesellschaft zur Genetik?

Scheinbar ist alles in den Genen festgeschrieben und somit sind Krebs und Übergewicht ein unauslöschliches Schicksal. Ist die Mama dick, wird das Kind auch dick, hatte die Großmutter Brustkrebs, wird ihn die Mutter wahrscheinlich auch bekommen. Saß der Vater im Knast, hat auch der Sohn einen Hang zum Verbrechen. Hier empfehle ich ein Buch von Dr. Bruce H. Lipton, in dem ganz neue, wissenschaftliche Erkenntnisse veröffentlicht wurden, der Titel: „Intelligente Zellen". Zunächst wurde festgestellt, dass eine Zelle auch ohne Zellkern weiterleben kann. Sie stirbt erst, wenn sie sich teilen muss, das ist ohne den Kern nicht mehr möglich. Das war eine große Überraschung, die alles auf den Kopf stellte, was man bisher zu wissen glaubte. Eine völlig untergeordnete Rolle spielte bis vor Kurzem die Zellmembran, also die Haut der Zellen. Und das war ein ebenso großer Irrtum. Die Haut der Zellen lernt dazu, so die verblüffenden Erkenntnisse. Das ist eine wissenschaftliche Revolution, die bisher in der Medizin völlig ignoriert wird. Verständlich, denn würden diese Erkenntnisse beachtet, müsste die gesamte Schulmedizin umdenken, und mit ihr die Pharmaindustrie. Dass dies zu einem finanziellen Desaster führen würde, lässt sich leicht vorstellen. Die Zellmembran ist lernfähig, das bedeutet, sie kann sich verändern und anpassen, je nach Lebenssituation. Für die Anpassungen und Veränderungen sorgt der Mensch mit seinen Emotionen. Damit lässt sich auch endlich der Zusammenhang zwischen Krankheiten und Psyche beweisen und so einiges wird klar. Unter anderem der Placeboeffekt und warum eineiige Zwillinge, trotz gleicher genetischer Anlagen, unterschiedliche Figuren haben können und unterschiedlich viel Insulin beim Essen ausschütten. Leider wird die Anerkennung der neuen Erkenntnisse noch viele Jahrzehnte auf sich warten lassen – wenn sie überhaupt kommt.

Das sagt die Natur zur Genetik

Mutter Natur gibt uns die Haarfarbe mit auf den Weg, die Schuhgröße, die Beinlänge und die Anzahl der Fettzellen. Ob diese primär an den Hüften angelegt sind, am Bauch oder Busen, Hintern oder Oberschenkeln ist tatsächlich vorbestimmt, aber keinesfalls, ob die Fettzellen gefüllt werden. Das hängt von vielen Faktoren ab, nur nicht von der Genetik. Das Füllen der Fettzellen ist eine Reaktion des Körpers. Jeder Reaktion geht zunächst eine Aktion voraus, ein unbestrittenes, physikalisches Gesetz. Die Aktionen, die eine Fettzelle dazu bringt, auf Einlagern zu schalten und sich mit Energiereserven zu füllen, sind vielfältig. Nur mit dem, was Sie essen, hat das nichts zutun. Viel mehr mit dem, was Sie nicht essen.

Gier – die Heißhungerfalle

Hand aufs Herz: Sind Sie schon mal so richtig gierig gewesen? Hatten Heißhunger auf Schokolade, Hamburger, Sahnetorte und fettige Pommes? Und? Nachgegeben? Schlechtes Gewissen hinterher gehabt? Tja, hier unterscheiden Sie sich von einem natürlich schlanken Menschen. Er kennt keine Gier nach Essen, nur Gelüste. Denen gibt er nach, ohne schlechtem Gewissen und ohne Zweifel an seiner Ernährungsdisziplin. Genau das hält ihn schlank. Gier entsteht immer nur dann, wenn Verbote im Spiel sind. Ist der Kuchen etwas Besonderes, also nicht selbstverständlich, dann schaue ich ihn mit ganz anderen Augen an, als wäre die Sahnetorte eine langweilige Alltäglichkeit. Von der Einstellung zum Essen aber wird die Biochemie im Körper entscheidend mitbestimmt, also das Futterverwertungssystem und die Reaktionen der Fettzellen. Klingt kompliziert, ist aber ganz einfach: Schaut ein dicker Mensch gierig und seufzend die Auslagen einer Bäckerei an, überlegt hin und her, ob er sich nun ein Stückchen Kuchen gönnen soll oder nicht, dann hat er eine Insulinausschüttung. Das merkt er daran, dass ihm das Wasser im Munde zusammenläuft. Stark geblieben und trotzdem frustriert geht er ohne Kuchen nach Hause, öffnet eine Packung Knäckebrot und verwertet dieses Trockenfutter optimal, wegen der Kuchen-Insulin-Ausschüttung. Schaut ein natürlich Schlanker in die Bäckerei, hat er keinerlei Insulin-Reaktion beim Anblick von Sahnetorten. Für ihn ist die Leckerei selbstverständlich, wenn er Lust hat, marschiert er hinein und kauft sich ein großes Stück. Einlagern tut er Nullkommanull davon, seine Fettzellen sind nicht auf Horten geschaltet, seine Biochemie kennt nur „gute Zeiten". Jetzt haben Sie endlich die biochemische Erklärung dafür, dass Ihr Mann alles essen kann und sich bei Ihnen jede „Sünde" auf den Hüften zeigt.

Was sagt die Gesellschaft zur Gier?

Unsere Gesellschaft ist davon überzeugt, dass sich Gier am Hüftgold zeigt. Oder umgekehrt, dass alle Menschen, die pummelig sind, eben gierige Esser sind, die sich nicht beherrschen können. Freundlich heißt es dann: Er ist halt ein Genussmensch. Und hinter vorgehaltener Hand: Er ist ein Gierhals.

Das sagt die Natur zur Gier

Sie schreit Alarm, wenn sie Gier fühlt. In all den Jahrtausenden unserer Entwicklungsgeschichte waren Menschen immer nur dann gierig, wenn es nicht genug zu essen gab. Erst ein massiver Nahrungsmangel löst Gier aus und bestimmt so die Ausschüttung der Hormone und Botenstoffe, unter anderem auch die Menge der Insulinausschüttung vor und während des Essens, und damit die Einlagerung von Fettreserven. Hier schließt sich der Kreis.

Kapitel H

Von Hunger und Hadern

Hunger – Nahrungsmangel

Hand aufs Herz: Wie oft hatten Sie schon Hunger? Wie oft haben Sie das Magenknurren ignoriert und waren der Meinung, jetzt würden Sie abnehmen? Wie oft verzichten Sie auf das Frühstück, weil Sie froh sind, endlich einmal keinen Hunger zu verspüren? Wie oft gehen Sie hungrig ins Bett und hoffen, trotzdem einschlafen zu können?

Was sagt die Gesellschaft zum Hunger?

Sie ist überzeugt davon, dass Abnehmen ohne Hunger nicht möglich ist. Dass man unbedingt lernen muss, dieses Gefühl zu ignorieren.

Das sagt die Natur zum Hunger

Hunger ist ein deutliches Warnsignal des Körpers. Er braucht dringend Benzin für seinen Lebens-Motor. Bekommt er es nicht oder nur in Form von Lebensmitteln mit wenig Energiewert wie Grünzeug und Lightprodukte, drosselt er kurzerhand den Verbrauch und lagert ab jetzt alles ein, was die Kehle hinunterrutscht. Gleichzeitig setzt er seinen Nahrungstrieb nach oben, die Gedanken werden sich ab jetzt nur noch um Essen drehen und die Fettzellen sind davon überzeugt, dass wieder einmal eine Hungersnot ausgebrochen ist. Sie geben keine Energie mehr ab. Hunger ist ein wunderbarer Dickmacher.

Hadern – unnötig

Hand aufs Herz: Ich frage Sie besser gar nicht, wie oft Sie mit sich, Ihrer Figur, Ihrem undisziplinierten Essverhalten und Ihrer scheinbaren, genetischen Veranlagung hadern. Zwölf Jahre arbeite ich nun mit Menschen, die in die Abnehmfallen geraten sind, ich kenne sämtliche Gefühlszustände und weiß, dass sie dick machen.

Was sagt die Gesellschaft zum Hadern?

Sie ist überzeugt davon, dass Dicke völlig unberechtigt jammern und einfach nur zu doof sind, ihr Gewicht zu reduzieren.

Das sagt die Natur zum Hadern

Sie sagt: „Schlechte Zeiten." Anhaltende Frustration führt zu Depressionen und die machen dick. Die Ernährungsaufklärung in Deutschland und vielen anderen Industriestaaten kann aber nur das Hadern fördern, schließlich gibt sie die Schuld an die Betroffenen weiter. Sich schuldig zu fühlen, der gesellschaftlichen Norm nicht zu entsprechen, ist schrecklich. Und diese Gefühle, wie schon erwähnt, fördern zuverlässig das Übergewicht. Keinesfalls bekämpfen sie es.

Kapitel I

Von Industrie und Insulin

Industrie – Geldquelle

Hand aufs Herz: Hätten Sie gedacht, dass allein in Europa zirka 93 Milliarden Euro am Übergewicht verdient werden? Dass Sie ein begehrter Kunde sind, der zuerst in Angst und Schrecken versetzt werden muss und dem man dann noch das Geld aus der Tasche zieht? So funktioniert die Diät-Industrie.

Was sagt die Gesellschaft zur Industrie?

Sie hält es für legitim, dass die Werbespots so clever konzipiert sind, dass sie Menschen in eine bestimmte Richtung manipulieren und zum Dauerkunden machen.

Einige Beispiele aus der Glotze: Eine junge, superschlanke Frau steht in der Küche am Herd. Ihr superschlanker Partner nimmt den Kochlöffel und probiert aus dem Topf. Mit nach innen gekehrtem Blick sagt er: „Da fehlt noch ein bisschen Sahne." Seine Freundin dreht sich erschrocken zu ihm um, schaut ihn mit entsetztem Blick an, als hätte er gerade gesagt: „Da fehlt noch etwas Rattengift." In diesem Moment naht schon die Rettung aus dem Nebenzimmer. Udo Jürgens, bewaffnet mit einer Flasche Creme fin und treu sorgendem Papablick, trällert seinen leicht abgewandelten, aber bekannten Song „Aber bitte mit Rama" (statt: „Aber bitte mit Sahne"). Hier wird erfolgreich suggeriert, dass Sahne ein gefährlicher Dickmacher ist und unbedingt ersetzt werden muss, um genauso schlank wie die Protagonisten des Werbespots zu werden. Anderes Beispiel: Achten Sie einmal darauf, wenn im Frühjahr wieder verschärft für die Weight Watchers geworben wird, dann besetzen sie die Spots für die Abnehmgruppen immer mit molligen Schauspielern. Werben sie aber für ihre Lebensmittel, dann füttern sich immer superschlanke Menschen gegenseitig mit dem Fleischsalat. Hier werden auch die Dünnen angesprochen, ganz nach dem Motto: Ich will so bleiben, wie ich bin…

Das sagt die Natur zur Industrie

Für die Natur gibt es keine Industrie. Sie weiß nichts von Marktwirtschaft, Werbespots, Börsengang und Supermärkten. Sie hat keine Ahnung, dass heute Lebensmittel en masse produziert werden, dass es Gewächshäuser und Massenviehzucht gibt, Konservendosen und Tiefkühlfächer, Diäten und Lightprodukte. Für sie müssen wir uns einfach um das tägliche Brot bemühen, in der Sorge, die Jagd könne erfolglos oder die Ernte vom Hagel vernichtet werden. Sollte das geschehen, kann sie das Futterverwertungssystem umstellen und auf Energiesparen schalten. Der menschliche Körper reagiert dafür noch immer auf Informationen, die schon in Urzeiten programmiert waren und schlicht und ergreifend dem Überleben dienen. Ob Sie nun vor einem vollen oder vor einem leeren Kühlschrank hungern, kann ihr Organismus nicht unterscheiden, vom heutigen Wohlstand weiß er nichts. Selbst wenn Sie die Informationen aus der Glotze beziehen, kann das Auswirkungen auf Ihre Figur haben. Wie, das haben Sie in den letzten Kapiteln schon erfahren.

Insulin – noch eine Lüge

Hand aufs Herz: Wie ist Ihr Verhältnis zu Nudeln, Zucker und Schokolade? Haben Sie sich inzwischen einreden lassen, dass man solche Dinge meiden muss, weil sie Unmengen Insulin ins Blut schütten? Kennen Sie die Hollywood-Diät, Atkins, LowCarb oder Trennkost? Hören Sie genauer hin, wenn Heidi Klum im Interview erzählt, sie esse nur noch einmal in der Woche Pasta, damit sie ihre Figur halten kann?

Was sagt die Gesellschaft zum Insulin?

Inzwischen ist das überlebenswichtige Hormon zum Dickmacher Nummer eins avanciert. Irgendwann hat irgendein schlauer Wissenschaftler durchs Mikroskop geschaut und festgestellt, dass beim Verzehr von Kohlenhydraten Insulin ins Blut geschüttet wird. Das Hormon aus den Nebenzellen der Bauchspeicheldrüse sorgt dafür, dass der Blutzucker abgebaut wird. Leider (Gott sei Dank) transportiert es ebenso die Energie in die Muskel- und Fettzellen. Nun wissen wir ja, dass Fettzellen wie Luftballone funktionieren, also nichts abgeben können, wenn sie gerade einlagern. Also sei es doch schlau, so die Ernährungsexperten, wenn man Lebensmittel vermeide, die dieses böse Hormon ins Blut befördern. Schnell wurde daraus eine ganze Industrie geboren. LowCarb-Bücher, GLYX-Tabellen (Glykämischer Index, er bewertet Lebensmittel nach ihrer Ausschüttung von Insulin), Hamburger ohne Brötchen, Eiweiß-Shakes und so weiter und so weiter…

Das sagt die Natur zum Insulin

Betrachtet man den Körper ganzheitlich, kommt der Versuch, durch die Vermeidung von insulinausschüttenden Nahrungsmitteln abzunehmen, ungefähr der Aktion gleich, das aufleuchtende Öl-Warnlicht im Auto kaputt zu schlagen, anstatt zur Tanke zu fahren. Insulin ist lebensnotwendig, das wird jetzt jeder Diabetiker Typ I sofort unterschreiben. Wenn im Körper kein Insulin mehr produziert wird, dann stirbt der Mensch relativ schnell. Noch vor ein paar Jahrzehnten war die Diagnose Diabetes I das Todesurteil. Nur weil die Medizin gelernt hat, Insulin herzustellen, überleben heute viele Betroffene diese Krankheit mehr oder weniger problemlos. Statt dankbar zu sein, dass ihr gesunder Körper Insulin produziert, verfallen Diätenwillige in eine regelrechte Kohlenhydrat-Panik, so weit ist es durch die „Aufklärung" schon gekommen. Je besser das Futterverwertungssystem geschaltet ist, vielleicht durch Diäten, Hungern, Arbeitslosigkeit, Stress und Frust, je mehr Insulin wird beim Verzehr von Kohlenhydraten ausgeschüttet. Natürlich wurde schon nachgewiesen, dass Menschen, sogar eineiige Zwillinge, bei selber Ernährung unterschiedliche Mengen Insulin ausschütten. Nur die Erklärung dafür fehlt den Wissenschaftlern. Auch Ärzte, die sich auf Diabetes I spezialisiert haben, kennen dieses Phänomen und haben erkannt, dass sie die Broteinheits-Geschichte überdenken müssen. Das Stresshormon Cortisol erhöht den Blutzuckerspiegel und damit auch das Insulin. Trotzdem will niemand wirklich einen Zusammenhang sehen. Stattdessen setzten sich die GLYX-Tabellen durch, genau wie vorher die Kalorientabellen.

Kapitel K

Von Kalorien, Kohlenhydraten und Kinderspeck

Kalorien – Hokuspokus

Hand aufs Herz: Kennen Sie sich aus mit Kalorien? Wissen Sie, wie viel von diesen Angstmachern in einem Stück Sahnetorte stecken? Schauen Sie auch immer zuerst auf den Packungsboden, wenn Sie einen Fleischsalat einkaufen?

Was sagt die Gesellschaft zu Kalorien?

Zu viele Kalorien + zu wenig Bewegung = Übergewicht. Diese Rechnung hatten wir schon. Ich mache sie einfach noch einmal auf und erinnere daran, dass sie ganz offensichtlich nicht für alle Menschen gilt. Warum, erfahren Sie sofort.

Das sagt die Natur zu Kalorien

Wie berechnet man überhaupt Kalorien? Wie kann man feststellen, wie viel Energie ein Lebensmittel beinhaltet und wie viel davon nach dem Verzehr im Körper hängen bleibt?

Ich sage es mal so: gar nicht. Die Wissenschaft hat es versucht, aber es ist beim Versuch geblieben und der nennt sich: Bombenkalorimeter.

Das Bombenkalorimeter ist ein geschlossenes Gefäß aus Metall, in dem mit einem glühenden Draht, ähnlich wie in einem Toaster, unter Druck ein bestimmtes Lebensmittel verbrannt wird. Nehmen wir einfach das Stück Sahnetorte. Das Gerät liegt im Wasser und die Wärme, die bei der Verbrennung der Leckerei entsteht und vom Metall geleitet wird, erhitzt dieses. Die Gradzahl des Wassers bestimmt nun den so genannten Brennwert. Nun weiß man aber immer noch nicht, wie viel von der Energie in einem menschlichen Körper hängen bleibt. Also lässt man Versuchspersonen mit leerem Magen- Darmtrakt ein Stück Sahnetorte essen. Dann wird gewartet, bis es auf natürlichem Wege wieder ausgeschieden wird. Den ausgeschiedenen Mist stopft man wieder in das Bombenkalorimeter und verbrennt ihn erneut. Der bei dieser Verbrennung ermittelte Energiewert – also die Gradzahl des durch die Verbrennung von Sch… erwärmten Wassers – wird vom ersten Ergebnis abgezogen. Schon hat man eine wissenschaftliche Kalorienangabe auf die Packung gezaubert. Nachzulesen ist dieses Verfahren in den Büchern vom bereits erwähnten Udo Pollmer. Das nur am Rande. Eine Frage blieb bei den Bastlern allerdings immer offen: Warum zwei Menschen selber Statur und Körperzusammensetzung, selbem Alters, Berufs- und Bewegungsbildes bei gleicher Ernährung bis zu tausend Kalorien unterschiedlich verwerteten. Man schob das auf den Stoffwechsel. Ich sage, die Kalorienverbraucher haben ein normales und an den Nahrungsüberfluss angepasstes Futterverwertungssystem. Alle anderen, die Kalorien einlagern, haben, aus welchen Gründen auch immer, einen Notzeitenstoffwechsel, also ein gutes Futterverwertungssystem. Tatsächlich kann der Körper mit einem Zuviel an Energie ganz unterschiedlich umgehen. Entweder lagert er sie für schlechte Zeiten ein (guter Futterverwerter) oder er wandelt die überschüssigen Kalorien im braunem Fettgewebe in Wärme um und gibt sie einfach über die Haut ab (schlechter Futterverwerter).

Kohlenhydrate – neue Bösewichte?

Hand aufs Herz: Essen Sie noch Nudeln oder schauen Sie inzwischen argwöhnisch und verunsichert auf Ihren Spaghettiteller? Trauen Sie sich noch, beim Bäcker die bösen Weißmehlbrötchen zu kaufen oder greifen Sie vorsichtshalber zu den gesünderen Vollkornprodukten?

Was sagt die Gesellschaft zu Kohlenhydraten?

Hier kommt es darauf an, wann was gesagt wurde. Bis vor ein paar Jahren standen Kohlenhydrate in der Lebensmittelpyramide ganz unten. Der Verbraucher durfte also gefahrlos und reichlich davon essen. Mit der Kohlenhydrat-Hysterie sind sie nun nach oben gerutscht, aus bekannter und völlig unberechtigter Insulin-Panik. Gott sei Dank gibt es noch Menschen, die sich an nichts halten und auf ihren Bauch hören. Die Franzosen sind so ein Volk. Sie essen morgens ihre bösen Croissants, dazu einen großen bösen Kaffee mit viel Milch und bösem Zucker, mittags und abends schlemmen sie reichlich böses Baguette zu bösen fetten Soßen und den noch böseren fetten Käse gibt es zum Nachtisch. Sie trinken ihren Wein zum superspäten Abendessen, geben sehr viel Geld für Nahrungsmittel aus und sind trotzdem, besser gesagt, genau deshalb die mit Abstand schlanksten Europäer. Nur jede siebte Frau in Frankreich möchte Abnehmen, bei uns möchte das inzwischen fast jede. Jede vierte Französin gilt sogar als untergewichtig, würde man die BMI-Norm ernst nehmen.

Das sagt die Natur zu Kohlenhydraten

Der Körper braucht Kohlenhydrate, auch die bösen. Die meisten Menschen vertragen Weißmehlbrötchen sowieso viel besser als Vollkornbrot. An den Kohlenhydraten hängt sehr eng die Produktion des Wohlfühlbotenstoffs Serotonin, Sie erinnern sich, die kleinen Zufriedenmacher. Genau deshalb machen Nudeln eben glücklich. Auch das Gehirn lebt nur vom Zucker, es braucht Unmengen davon, 20 % der Zufuhr wird von den grauen Zellen benötigt, obwohl sie nur 2 % des Körpers ausmachen. „Gute" Kohlenhydrate, zum Beispiel Vollkornprodukte, kann der Darm viel schlechter verdauen. Trotzdem werden sie in Massen gegessen, weil sie als gesund deklariert wurden. Viele Menschen laufen pupsend durch den Tag, plagen sich mit Bauchkrämpfen und Durchfall, kommen aber nicht auf die Idee, einfach mal aufs Vollkorn zu verzichten.

Kinderspeck – von knuffig zu gefährlich

Hand aufs Herz: Was denken Sie, wenn Sie ein pummeliges Kind in einem Kinderwagen sehen? Dicke Backen, runde Ärmchen und ein Dreifachkinn? Klingeln da nicht sämtliche Alarmglocken? Denken Sie nicht auch: Oje, das wird ein fettes Kind, die Mutter sollte besser aufpassen und auf die Ernährung achten? Waren Sie vielleicht auch schon als Kind sehr dick? Hat man Sie gehänselt, wurden Sie vielleicht von Ihren Eltern ständig ermahnt, nicht so viel zu Naschen? Oder geht es Ihnen etwa so mit Ihrem eigenen Nachwuchs? Haben Sie Sorge, er könnte in Ihre Figurfußstapfen treten? Dann empfehle ich das Buch „Starke Mütter – schlanke Kinder" von Lena Bredow, also von mir. Die Panik beim Anblick von Babyspeck und die dadurch resultierenden Maßnahmen, die ergriffen werden, sind die wahren Dickmacher. Sie lösen Ängste und Stress aus, wecken Gier und verderben das Essverhalten. Das Kind wird am Ende und versehentlich zu einem guten Futterverwerter gemacht.

Was sagt die Gesellschaft zum Kinderspeck?

Sie geht dagegen vor, sehr massiv und vehement, obwohl sich die Zahl der dicken Kinder in den letzten Jahrzehnten absolut nicht erhöht hat, es haben sich nur die Normen verändert (aus: „Esst endlich normal", Udo Pollmer). Kinder, die noch in den 60er- und 70er-Jahren als zu dürr galten und aufs Land zum Zunehmen verschickt wurden, gelten heute mit genau derselben Statur als normalgewichtig. Zunehm-Erholungsheime gibt es kaum noch, aber dafür umso mehr Abspeckkliniken für XXL-Kids. Wenn man die Kids nach zwei Jahren wieder auf die Waage stellt, kommt heraus, dass die Erfolgsquote gleich null ist. Trotzdem werden Millionen in solche Maßnahmen gesteckt. In Schulen und Kindergärten steht die gesunde und schlankhaltende Ernährungserziehung auf dem Lehrplan, in Kindergärten werden Mütter abgestraft, wenn sie ihrem Kind ein Nutellabrötchen mitgeben. Die industriell geförderte Hysterie ist perfekt – und wird jede Menge Übergewicht produzieren.

Das sagt die Natur zum Kinderspeck

Kinder müssen Speck haben. Das sichert ihr Überleben in nahrungsarmen Zeiten, auch wenn wir diese nicht mehr haben, die Natur weiß das nicht. Die Oma hat es noch gewusst: Kinderspeckrollen verwachsen sich wieder. Und sie hatte recht. Vor einem Wachstumsschub gehen Kinder oft erst in die Breite, dasselbe passiert vor einer Krankheit, in der Pubertät oder wenn es dem Kind psychisch schlecht geht. Der Körper sammelt Energien für den bevorstehenden Kraftakt. Lässt man die Speckrollen in Ruhe, gehen sie wieder weg. Leider wird hier der Kinderarzt schon einen Strich durch die Gewichtskurve machen. Der besorgten Mutter wird geraten, dringend zur Ernährungsberatung zu gehen. Nicht selten ist dies der Start ins kindliche Übergewicht.

Kapitel M

Von Magersucht und dem medialen Overkill

Magersucht – gefährliche Auswirkung

Hand aufs Herz: Haben Sie nicht auch schon darüber nachgedacht, das Essen einfach einzustellen?

Was sagt die Gesellschaft zur Magersucht?

Ungerechterweise wird heute jede überschlanke Frau als magersüchtig abgestempelt. Das ist mindestens genauso schlimm, wie einen Dicken als Vielfraß zu bezeichnen. Es gibt dünne Frauen, die jede Menge essen, ohne zuzunehmen. Viele von ihnen wären gerne etwas runder, aber der Körper lagert einfach nichts ein. Magersucht wird heute etwas spöttisch als Spinnerei der Schönen und Reichen abgehandelt. Damit wird der Schönheitswahn unterschätzt. Magersucht verläuft in mindestens 20 % der Fälle tödlich, die Dunkelziffer ist noch wesentlich höher. Viele Leidende bringen sich um oder sterben an einer Überdosis Drogen oder Medikamenten, sie fallen erst gar nicht in die Statistik. In Spanien gehen inzwischen mehr weibliche Teenager an Magersucht zugrunde als an irgendeiner anderen Krankheit. Eine erschreckende und tragische Tatsache.

Das sagt die Natur zur Magersucht

Sie ist keine natürliche Krankheit. Nie in unserer Geschichte wollten wir freiwillig verhungern, warum auch. Fettrollen am Körper galten als attraktiv
und gesund, mager waren nur die Armen und Kranken. Wenn der Körper
gezwungen wird, mit immer weniger Nahrung auszukommen, über Tage
und Wochen nichts bekommt, trotz Schaltung aller Alarmsysteme wie
Hunger, Gier, Übelkeit und Bauchschmerzen, dann verliert er irgendwann
den Trieb zu essen. Wenn Sie sich selbst einmal in das einfühlen möchten,
was ein Magersüchtiger empfindet, der etwas essen soll, dann machen Sie
jetzt Folgendes: Nehmen Sie sich eine Schüssel aus dem Schrank, füllen
Sie diese mit benutztem Toilettenpapier, geben Sie etwas Stacheldraht
dazu und garnieren Sie das Ganze mit gehackten Glasscherben. Setzen Sie
sich an den Tisch, nehmen Sie Ihr Besteck und beginnen Sie zu essen …
Unmöglich? Genau das sagt ein Magersüchtiger, wenn er Essen sieht. Und
verhungert langsam.

Medialer Overkill – effektiver Dickmacher

Hand aufs Herz: Bekommen Sie auch schlechte Laune, wenn Sie in einem Modemagazin blättern? Untersuchungen haben ergeben, dass zumindest Frauen nach spätestens 15 Minuten depressive Verstimmungen
bekommen, wenn sie Seite für Seite all die schönen, perfekten Menschen
sehen müssen.

Was sagt die Gesellschaft zum medialen Overkill?

Inzwischen ist es ein offenes Geheimnis, dass wirklich keine der abgebil-
deten Frauen in natura so perfekt ist, wie sie im Katalog erscheint. Weiches
Licht, Theaterschminke und die nachträgliche Computerbearbeitung machen die Models frei von Problemzonen. Cellulite, Speckröllchen, trocke-

ner Haut, jede Menge Falten werden einfach übertüncht oder nachträglich am Computer gelöscht. Um den Betrug perfekt zu machen, nimmt man 16-jährige Teenager, die wirkungslose Anti-Faltencremes und Anti-Cellulite-Mittelchen bewerben, für die Diätwurst lächeln Superschlanke in die Kamera, von Haftcreme für die Dritten sind vornehmlich Schauspieler Ende dreißig begeistert.

Das sagt die Natur zum medialen Overkill

Jetzt geht es um Frust und Ängste. Wie schon im Kapitel „Anpassung" erklärt, brennen sich die Bilder der Schönheiten ins Gehirn und das nimmt daraus den Anpassungs-Mittelwert. Ihm nicht zu entsprechen, kann zum Martyrium werden. Ganz schlimm trifft es die Kinder. Im Fernseher sieht die heutige Generation nicht nur in den Vorabendserien eine heile, perfekte Welt. Das Unterbewusstsein kann zwischen Wahrheit und Fiktion nicht unterscheiden, es glaubt, was es sieht. Deshalb gruseln sich Kinobesucher bei einem Horrorschocker, deshalb strömt Adrenalin ins Blut und lässt das Herz rasen, deshalb erschrecken wir uns. Auch wenn der klare Verstand weiß, dass nichts davon wirklich geschieht, das Unterbewusstsein nimmt alles für bare Münze – auch unser künstliches Schönheitsideal. Traurige Auswirkung: *In Amerika würden sich schon Fünfjährige lieber einen Arm amputieren lassen, als dick zu sein. 42 % der Sechs- bis Neunjährigen wünschen sich eine schlankere Figur. Diesen Wunsch äußern selbst untergewichtige Mädchen. In Australien sagen 71% der Sechsjährigen, sie würden gerne dünner sein. Jede zweite Zehnjährige in Deutschland hält sich für zu dick. Laut einer Untersuchung aus Jena und Göttingen schätzen sich vier von zehn Schülerinnen als übergewichtig ein. In der Realität war bereits jede Dritte untergewichtig. Mehr als ein Drittel, nämlich 40 % aller Schülerinnen auf dem Gymnasium, haben Anzeichen einer Essstörung. Das sind die Auswirkungen des natürlichen Bedürfnisses, sich anzupassen, um nicht ausgegrenzt und an den Rand der Gesellschaft abgeschoben zu werden* (*„Esst endlich normal" Udo Pollmer).

Kapitel N

Über den Nahrungstrieb

Nahrungstrieb – vom Segen zum Fluch

Hand aufs Herz: Haben Sie schon einmal vom Nahrungstrieb gehört? Wahrscheinlich nicht, zumindest nicht im Zusammenhang mit Übergewicht.

Was sagt die Gesellschaft zum Nahrungstrieb?

Wenn dieser Begriff überhaupt erwähnt wird, dann im Zusammenhang mit Säugetieren, seltener wird er uns Menschen zugeordnet.

Das sagt die Natur zum Nahrungstrieb

Das Bedürfnis zu essen hatte der Mensch schon, als er noch nichts von gesunder oder ungesunder Ernährung wusste. Damit er auf jeden Fall isst, hat die Natur diesen überlebenswichtigen Vorgang den Trieben überlassen. Ein Baby kommt mit einem Saugreflex zur Welt, niemand muss ihm sagen, wie es an Mutters Brust oder dem Fläschchen nuckeln soll, das kann es von ganz alleine. Alle überlebenswichtigen Triebe sind mit angenehmen Gefühlen gekoppelt – damit sie auch ausgeführt werden. Essen schmeckt und verschafft Lust, damit wir Menschen es auch tun, und nicht, damit wir ein schlechtes Gewissen haben. Sie kennen das Wort Lebensmittel. Machen Sie sich seine Bedeutung klar: Ein Lebensmittel ist ein Mittel zum Leben – zum Überleben.

Kapitel P

Über die Psyche

Psyche – Auslöser

Hand aufs Herz: Hätten Sie gedacht, dass das meiste Übergewicht eigentlich von der Psyche verursacht wird? Selbst einige Schulmediziner sind heute davon überzeugt, dass „eine Krankheit von der Diagnose kommt". Wenn Sie andauernd hören und „sehen", dass Sie dicker sind als die Norm der Gesellschaft, dann werde ich Sie schlecht vom Gegenteil überzeugen können. Wenn Ihnen Ihre Verwandtschaft schon immer gesagt hat, dass Sie den Speck von Mutter, Oma, Tante, Onkel geerbt haben, dann manifestiert sich das in Ihrem Unterbewusstsein und Sie laufen höchste Gefahr, dass Sie tatsächlich zunehmen.

Was sagt die Gesellschaft zur Psyche?

Auf das Thema Übergewicht bezogen? Nicht viel. Man kennt zwar das Wort Kummerspeck, kann es aber nicht genau definieren. Es wird allenfalls ein gestörtes Sättigungsgefühl und fehlende Disziplin beim Essen attestiert. Dass aber der Kummer das Futterverwertungssystem verändert, auf die Idee ist bisher, nach meinem Kenntnisstand, niemand gekommen.

Das sagt die Natur zur Psyche

Noch vor einigen Jahren ernteten Mediziner ungläubiges Kopfschütteln, wenn sie vom Zusammenspiel der menschlichen Psyche und dem Körper überzeugt waren. Heute ist es, Gott sei Dank, umgekehrt. Alle biochemischen Reaktionen werden vom Gehirn gesteuert. Das geschieht allerdings nicht im Bewusstsein, Sie merken primär nichts davon. Sekundär haben Erlebnisse und Befindlichkeiten aber sehr wohl Einfluss auf das Immunsystem, also auf die Gesundheit. Menschen, die ausgeglichen und optimistisch sind, werden nachweisbar viel weniger krank als Menschen, die ein Leben voller Sorgen und Probleme haben. Dasselbe gilt natürlich auch, wie schon erwähnt, für das Thema Fetteinlagerung, also Übergewicht. Das Gehirn steht mit jeder Zelle in Verbindung, auch mit den Fettzellen. Es übernimmt die Steuerung der Hormonausschüttungen, regelt den Stoffwechsel und alle anderen Funktionen. So hat jeder Gedanke eine biochemische Auswirkung auf den Körper. Autonom kann nicht nur das Herz, sondern nach neuen, wissenschaftlichen Erkenntnissen auch der Darm arbeiten. Entnimmt man bei Versuchsratten den Darm und legt ihn in eine Nährflüssigkeit, dann arbeitet er weiter und produziert sogar Kot. Dass ein Herz noch eine zeitlang weiterschlägt, wenn die Verbindung zum Gehirn unterbrochen ist, weiß man schon sehr lange. Dass der Darm diese Fähigkeit ebenso besitzt, ist weniger bekannt. Evolutionswissenschaftler sind sogar davon überzeugt, dass sich das so genannte Darmhirn vor dem Kopfhirn entwickelt hat, das Kopfhirn lediglich eine Ausstülpung des Darmhirns ist. Das ist zwar keine schöne Vorstellung, erklärt aber, wie sehr unser psychischer Zustand den Magen- Darmtrakt beeinflussen kann. Stress, Prüfungsängste, Depressionen und Ähnliches verursachen bei vielen Menschen Durchfall, Übelkeit oder Verstopfung. Jeder Gedanke, der sich in Ihrem Gehirn bildet, hat eine biochemische Auswirkung auf Ihren Körper. Wenn Sie sich freuen, wenn Sie glücklich, positiv und ausgeglichen sind, dann geht es auch Ihrer Gesundheit gut. Sie neigen viel weniger zu Erkältungen, Rückenschmerzen und anderen Krankheiten. Wenn Sie ständig negative Gedanken haben, unglücklich sind und über die Widrigkeiten dieser Welt grübeln, laufen Sie nicht nur Gefahr, dass Ihr Immunsystem überfordert ist, Sie sorgen zudem dafür, dass sich Ihr Futterverwertungssystem umstellt und Fettreserven für Sie ansammelt.

Kapitel R

Über Reaktionen

Reaktionen – Aktionen

Hand aufs Herz: Wann hat sich bei Ihnen das Übergewicht angesammelt? Haben Sie schon einmal darüber nachgedacht, dass es mit dem Essen nichts zu tun hat? Ich habe genau so viele unterschiedliche Dickmachergeschichten gehört, wie ich Menschen während meiner Arbeit kennen gelernt habe. Was sie alle vereint, ist das gestörte Essverhalten. „Ich habe nichts anderes gemacht, ganz normal gegessen, trotzdem bin ich immer schwerer geworden." Dieser Satz ist sicher der häufigste, den ich in den letzten 12 Jahren vernommen habe. „Als die Grenze erreicht war, bin ich zu den Weight Watchers gegangen, oder zu Treffpunkt Wunschgewicht, oder habe Herba Life oder Almased genommen, oder Kohlsuppe gekocht, oder Fettaugen gezählt, oder keine Butter mehr gegessen, oder auf Kuchen verzichtet, oder, oder, oder." Immer dasselbe, zuerst kamen die Pfunde, dann das gestörte und dick machende Essverhalten.

Was sagt die Gesellschaft zur Reaktion?

Ich weiß, ich langweile Sie jetzt. Die Gesellschaft sagt, die körperliche Reaktion auf zu viel Essen ist Übergewicht. Zu viele Kalorien + zu wenig Bewegung = Fett.

Das sagt die Natur zur Reaktion

Der Körper reagiert, er kann nicht agieren. In Sachen Fetteinlagerung reagiert er auf unsere Nahrungs- und Lebensumgebung. Es gibt ganz natürlich gewollte Gründe, an Gewicht zuzulegen. Schwangerschaft und Wechseljahre gehören sicherlich dazu. Wir sind auf der Welt, um uns zu vermehren und somit unsere Art zu erhalten. Diese Aufgabe hat jedes Lebewesen auf dem Erdball. Wird eine Frau schwanger, dann kümmert sich die Natur primär um den Nachwuchs im Bauch. Das Futterverwertungssystem der werdenden Mutter wird auf Einlagern geschaltet, Reserven sollen gesammelt werden. Aber nicht nur für das aktuelle Kind, das sich im Bauch befindet, die Fettreserven werden vorsorglich für die Stillzeit und das nächste Kind angelegt. Dass deutsche Frauen durchschnittlich nur noch 1,4 Kinder auf die Welt bringen, entspricht nicht der menschlichen Natur – die weiß nichts von unserer Familienplanung. Leider versuchen viele Mütter nach der Geburt ihres Kindes von ihren Schwangerschaftspfunden herunterzukommen, meist durch eine Diät oder eine andere Nahrungseinschränkung. Jetzt schreit der Körper Hungersnot-Alarm und sieht das Überleben des Nachwuchses gefährdet. Er stellt das mütterliche Futterverwertungssystem scharf, die Schwangerschaftsreserven bleiben nicht nur, sie vermehren sich meistens sogar noch. Auch in den Wechseljahren werden Frauen natürlich kräftiger. Die Eierstöcke produzieren ab dem 45. Lebensjahr immer weniger Hormone. Um das auszugleichen, wird ein kleines Fettdepot um den Bauch herum geschaffen, der so genannte Östrogengürtel. Hier werden nun fehlende Hormone weiterproduziert. Die Figur verändert sich ganz im Sinne der Evolution. Frauen mit einem Bäuchlein sind also entweder schwanger oder zu alt, um noch Kinder zu gebären. In beiden Fällen ist das Kugelbäuchlein für Männer ein deutlich sichtbares Signal für Unfruchtbarkeit und dass sie ihre Gene nicht weitergeben können. Auch die älter werdende Frau versucht nun, über ihre Ernährung der natürlichen Zunahme Herr zu werden. Jetzt verschärft sich das Futterverwertungssystem. Statt der normalen fünf, höchstens acht Kilo, die frau während der Wechseljahre zunimmt, werden es 16 Kilo und mehr. Allerdings nicht durch das Klimakterium, sondern tatsächlich durch die Nahrungsverknappung.

Kapitel S

Von Schlankheitswahn, Sport, Stoffwechsel, Stressbewältigung und Süßigkeitensucht

Schlankheitswahn – Krankheitswahn

Hand aufs Herz: Ist Ihr Blick auch fokussiert? Sehen Sie überall Frauen und Männer, die viel schlanker sind als Sie? Ich darf Sie beruhigen, wieder spielt Ihnen Ihr Gehirn einen Streich. Sie möchten unbedingt dünner sein und suchen sich jetzt automatisch Vorbilder, die Ihrer Wunschvorstellung entsprechen. Alle anderen „übersehen" Sie. Wenn Sie in einen Bus steigen, in dem 80 % mollige und nur 20 % schlanke Menschen sitzen, werden Sie nur die Schlanken sehen. Den Rest verschluckt Ihre Fokussierung. Dasselbe Phänomen erleben schwangere Frauen. Sie werden für die nächsten Monate außergewöhnlich viele andere Schwangere auf der Straße beobachten. Es hat aber nur den Anschein, dass Schwangerschaft ansteckend sein muss und in ein paar Monaten jede Menge Kinder mehr als sonst auf die Welt kommen. Das ist eine Täuschung des ganz individuellen Blickes.

Was sagt die Gesellschaft zum Schlankheitswahn?

Die Gesellschaft sagt, dass ein schlanker Körper Gesundheit bedeutet, Konsequenz, Intelligenz, Ehrgeiz und Charakterstärke. Dicksein scheint vom Gegenteil zu zeugen. Überall werden wir angehalten, abzunehmen, um nicht krank zu werden. Das hat bereits fatale Auswirkungen. Übergewichtige werden selten eingestellt, wenn sich der Chef zwischen ihnen und einer(m) Superschlanken entscheiden muss. Die Medien haben es geschafft, dass Dicksein als asozial gilt. Nur Schlanksein ist in. Frauen, die in die Wechseljahre kommen, wollen oder müssen den flachen Bauch einer 17-Jährigen haben, um weiterhin jung zu erscheinen, und akzeptieren nicht den kleinsten Östrogengürtel. Chirurgen saugen ab, die Werbung bestimmt den Markt, das Unglück – und immer noch mehr Übergewicht – nimmt seinen Lauf.

Das sagt die Natur zum Schlankheitswahn

Schlanke leben kürzer, das ist eine Tatsache, die untersucht wurde. Die längste Lebenserwatung haben, wie schon erwähnt, Frauen mit einem BMI von 30 – 35. Mit diesen Maßen gehören sie eigentlich zu den Gesundheitsgefährdeten, sagt die Politik. Fettreserven bedeuten seit Urzeiten gute Überlebenschancen. Vor Krankheiten ist bis heute niemand gefeit. Die Lebenserwartung hat sich in den letzten einhundert Jahren verdoppelt, vor gesundheitlichen Problemen ist bis heute allerdings niemand gefeit. Ein dünner Mensch hat einer schweren Krankheit wenig entgegenzusetzen – und damit die schlechtere Überlebenschance. Ich kann Sie trösten. Im Alter werden alle Menschen von ganz alleine wieder dünner. Der Körper braucht angesammelte Reserven langsam wieder auf. Nur aus diesem Grunde sind hundertjährige Menschen in der Regel dünn. Viele Jahre vor dem runden Geburtstag hatten sie meist ein paar Reserven um die Hüften.

Sport – Mord

Hand aufs Herz: Wie groß ist Ihr Schweinehund? Hadern Sie auch mit ihm und seiner ständigen Präsenz? Kommt Ihnen immer dann, wenn Sie sich vornehmen, endlich mit dem Sport anzufangen, irgendetwas ganz Wichtiges dazwischen?

Was sagt die Gesellschaft zum Sport?

Zu wenig Bewegung + zu viele Kalorien = Übergewicht. Wer abnehmen oder schlank sein möchte, kommt um Sport nicht herum, so die landläufige Volksmeinung. Um abzuspecken, empfiehlt sich Ausdauersport, am besten innerhalb des Fettverbrennungspulses. Alle Menschen, die keinen Sport betreiben, werden dick, wenn sie es nicht schon sind.

Weder die oben genannte Rechnung, noch die folgenden Aussagen gehen auf, jedenfalls belegt das nicht eine einzige Studie. Heerscharen Übergewichtiger trainieren regelmäßig, sind in Fitnessstudios oder Turnvereinen angemeldet oder machen sich alleine auf die Beine. Ausgerüstet mit Nordic-Walking-Stöcken und teuren Pulsuhren, Funktionsbekleidung und festem Wilen.

Das sagt die Natur zum Sport

Energieverschwendung! Aber: Der Mensch ist ein Bewegungstier. Darauf wurde der gesamte Organismus ausgelegt. Knorpel ernähren sich nur über die Bewegung, das Herz lebt von Belastung, die Knochendichte hängt von körperlicher Arbeit ab. Leider werden Menschen heute zur Bewegung verdonnert, damit sie Kalorien verbrennen. Damit hat man nur erreicht, dass ihnen Sport keinen Spaß macht. Zum Abnehmen eignet er sich auch nur dann, wenn man von dem Irrtum ablässt: Viel Bewegung = mehr verbrannte Kalorien = schlank. Diese Rechnung ist Quatsch, denn sie verändert nicht das Futterverwertungssystem. Ein Übergewichtiger, der anfängt zu joggen und nur noch Salat isst, versetzt seinen Körper in eine Notsituation. Der schaltet den Nahrungstrieb nach oben und sorgt über Fressattacken dafür, dass die verbrauchte Energie garantiert zurückkommt. Gleichzeitig schaltet sich ein naturgegebener Sicherheitsmechanismus ein, um nicht noch mehr Energie zu verlieren: der innere Schweinehund. Jeder kennt ihn, jeder hat ihn schon gespürt. Das Gefühl der grenzenlosen Faulheit. Auch der Jäger und Sammler konnte nicht ununterbrochen jagen und sammeln. Damit er sich regelmäßig ausruhte, um wieder zu Kräften zu kommen, schaltete die Natur immer mal wieder den Ruhemodus an. Und den empfinden wir als Schweinehund. Selbst Hochleistungssportler kennen dieses Gefühl der Faulheit. Sie bringen es allerdings niemals mit Disziplinlosigkeit in Zusammenhang, das tun nur Übergewichtige. Sie haben zudem durch ständiges Diäthalten und entsprechendem Energieverlust ihren Energiespar- Mechanismus scharf geschaltet – und hadern jetzt mit ihrer Trägheit.

Stoffwechsel – Futterverwertungssystem

Hand aufs Herz: Das Wort haben Sie doch auch schon millionenfach gehört, oder? Aber wissen Sie auch genau, was das ist?

Was sagt die Gesellschaft zum Stoffwechsel?

Mal schauen, was das Online-Lexikon Wikipedia dazu hergibt: „Der Stoffwechsel oder der Metabolismus steht für die Aufnahme, den Transport und die chemische Umwandlung von Stoffen in einem Organismus sowie die Abgabe von Stoffwechselendprodukten an die Umgebung. Handelt es sich im ersten Fall um Fremdstoffe, so spricht man auch von Fremdstoffmetabolismus. Diese biochemischen Vorgänge (zum Beispiel innere und äußere Atmung, Transportvorgänge, Ernährung …) dienen dem Aufbau und der Erhaltung der Körpersubstanz (Baustoffwechsel), der Energiegewinnung (Energiestoffwechsel) und damit der Aufrechterhaltung der Körperfunktionen. Wesentlich für den Stoffwechsel sind Enzyme, die chemische Reaktionen katalysieren. Die Erforschung des Stoffwechsels erfolgt vor allem mit Methoden der Physiologie und Biochemie."

Das sagt die Natur zum Stoffwechsel

Zunächst einmal spricht sie wieder von Futterverwertungssystem. Wenn Ihnen also jemand erzählt, er habe sich durch Diäten den Stoffwechsel kaputt gemacht, dann bedeutet das, dass sich sein Organismus dem andauernden Hunger angepasst hat. Kaputt, das klingt endgültig, aber endgültig ist nur der Tod. Anpassungen können vom Körper wieder aufgehoben werden. Wie das Wort eben sagt, passt sich der Körper den Umständen an. Das tut er, bis der Sargdeckel verschlossen wird. Würden Sie mir recht geben, wenn ich behaupte, dass auch ein 75-Jähriger braun wird, wenn er sich regelmäßig in die Sonne legt, oder dass er Hornhaut an den Füßen bekommt, wenn er nur noch barfuß läuft? Ich denke, Sie stimmen zu. Das sind Anpassungen an äußere Umstände. Wenn die Sonne nicht scheint, dann kann Großvater die Bräune auch im Solarium erhalten. Genau wie Diäten eine künstliche Nahrungsverknappung darstellen und der Körper seinen Stoffwechsel – oder sein Futterverwertungssystem – darauf einstellt. Umstellungen geschehen nur bei Regelmäßigkeit. Der Körper muss praktisch durch ein andauerndes Verhalten dazu gezwungen werden, sich den neuen Gegebenheiten anzupassen. Wenn Sie nur einmal barfuß laufen, werden Sie keine Hornhaut bekommen. Sie werden auch nicht braun, wenn Sie nur einmal in die Sonne gehen. Genauso wenig werden Sie dick, weil sie einmal nichts essen. Sie werden aber auch nicht dünn, wenn Sie einmal regelmäßig essen.

Stress – Bewältigung

Hand aufs Herz: Wie viel von Ihrem Stress würden Sie der Tatsache zusprechen, dass Sie abnehmen möchten? Wie viel Stress haben Sie beim Einkaufen der richtigen „kalorienarmen" Nahrungsmittel? Wie viel Stress spüren Sie nach einer Fressattacke, wenn sich der Kopf wieder einschaltet und das schlechte Gewissen mahnt? Wie viel Stress verursacht der Blick in den Spiegel oder der Kleiderkauf? Wie gestresst sind Sie, wenn Sie an die kommende Familienfeier und die Kommentare der Verwandtschaft über Ihre Figur denken?

Was sagt die Gesellschaft zum Stress?

Trotz dem Wissen, dass Stress Cortisol ausschüttet, dass Cortisol nichts anderes ist, als das Dickmach-Medikament Kortison, sieht sie keinen Zusammenhang zwischen Gewichtszunahme und Stress. Dabei liegt dieser so nahe. Wenn man allerdings nur durch Mikroskope schaut, einzelne Komponenten der Biochemie betrachtet und vergisst, dass der Mensch ein ganzheitliches Wesen ist, dann kann man leicht übersehen, dass der Körper wie ein Getriebe funktioniert. Ein Getriebe aus vielen Zahnrädern, die ineinandergreifen. Funktioniert auch nur eines nicht, läuft das ganze Getriebe nicht mehr rund oder es bleibt sogar stehen.

Das sagt die Natur zum Thema Stress

Für sie ist Stress eine Hilfe, um kurzfristige Gefahrensituationen erfolgreich zu überstehen. Dauert die Gefahr an, dann kann Stress krank machen. Es geht los mit dauerhaft erhöhtem Blutdruck, einer gestörten Verdauung, Verkrampfungen der Muskulatur und daraus resultierenden Rückenproblemen. Ein englischer Professor hat festgestellt, dass 90 % aller Rückenschmerzen mit der Wirbelsäule nichts zu tun haben. Somit sind 90 % aller Bandscheibenoperationen sinnlos.

Zitat (www.arte.tv.de): „Vorreiter der ‚Rücken-Revolution' ist der Orthopäde und Chirurg Gordon Waddell aus Glasgow, der nach jahrzehntelangen klinischen Erfahrungen provokante Thesen formuliert. Waddell bezeichnet das tradierte medizinische Erklärungsmodell des Rückenschmerzes als eigentliche Ursache der sich ausweitenden Beschwerden. Er kritisiert Über-Therapie, Über-Medikation und zu häufige Operationen. Mehrere internationale Studien stützen seinen neuen Blick auf den Rücken. Waddell propagiert vor allem mehr Bewegung. Der Schlüssel zu einem ‚starken Rücken' scheint in deutlich erhöhter körperlicher Aktivität im Alltag zu liegen."

Bewegung schüttet Endorphine aus und baut Cortisol ab. Damit wirkt sie wunderbar entstressend. Um als „Abnehmbeschleuniger" zu funktionieren, muss sie allerdings Spaß machen. Ansonsten ist es wichtig, dass man lernt, mit Stress anders umzugehen, dazu am Ende des Buches mehr. Was den Abnehmstress angeht, haben Sie vielleicht jetzt schon eine andere Einstellung gewonnen.

Süßigkeitensucht

Hand aufs Herz: Mögen Sie auch so gerne Süßes? Können Sie ohne Schokolade nicht leben? Müssen Sie jeden Tag Ihre Ration Gummibärchen haben, sonst sind Sie unausstehlich? Wenn Sie Stress haben, Ihr Mann, Ihre Frau mal wieder schlechte Laune hat, wenn Ihr Chef unausstehlich ist oder die Kinder nur noch nerven, hilft Ihnen dann der Griff in den Süßigkeitenschrank?

Was sagt die Gesellschaft zur Süßigkeitensucht?

Zucker wird heute ähnlich gehandelt wie Arsen. Während in den 70ern Kindern das Naschen eingeschränkt wurde, damit sie keine Löcher in die Zähne bekamen, mutiert heute alles Süße zum Dickmacher Nr. 1, und löst so das Fett auf der schwarzen Liste ab. Die Industrie stellt zuckerfreie Bonbons her und sorgt durch „Aufklärung" dafür, dass besorgte Mütter den Babybrei mit Natreen süßen. Dass die Schweine- und Rinderzüchter auf Süßstoff zurückgreifen, um die Mast der Tiere zu beschleunigen, wird lieber geheim gehalten. Meine Mutter, Baujahr 1932, süßt den Kaffee seit Jahren mit Honig, so eine Angst hat sie vorm bösen Zucker.

Das sagt die Natur zur Süßigkeitensucht

Dass uns Süßes gut mundet, wir alle einen süßen Zahn haben, ist keine dumme Angewohnheit, es liegt tatsächlich in den Genen. Versuche mit Neugeborenen haben das bewiesen. Ihnen wurde kurz nach der Geburt Zuckerwasser in den Mund geträufelt, um die Reaktion zu testen. Bei allen Kindern entspannten sich die Gesichtsmuskeln deutlich und sie hatten Lust auf mehr. Die Vorliebe für Süßes kommt tatsächlich aus Urzeiten. Als der Jäger und Sammler noch nach Beeren, Honig und Früchten suchte, bewies ihm der süße Geschmack, dass das Gefundene reif und essbar war. Es gibt auf der ganzen Welt keine Frucht, die süß schmeckt und gleichzeitig giftig ist. Reife Früchte und Honig waren in Urzeiten kompakte, energiereiche und deshalb wertvolle Nahrungsmittel. Der Genuss von Zucker baut zudem Cortisol, also Stress ab, genau wie es die Endorphine tun. Da der Körper weiß, dass eine Dauer-Cortisolbelastung für den Organismus schädlich ist, ist er stets bemüht, den Stresshormonspiegel niedrig zu halten. Dazu hat er viele Möglichkeiten, eine davon ist das Naschen. Haben Sie nun öfter in stressbeladenen Situationen Kuchen gegessen, dann lernt Ihr Körper, dass ihm das guttut und verlangt beim nächsten Frust nach süßen Leckereien. Sie haben jetzt die Möglichkeit, ihn an eine andere, genauso wirksame Anti-Stress-Strategie anzupassen. Cortisol wird ebenso abgebaut und Endorphine werden ausgeschüttet durch Musik, Shoppen (kann teuer werden), kreative Tätigkeiten, Körperkontakt, Friseur, Baden, Sport, Möbel umstellen, der Schwiegermutter die Meinung sagen, Auszeit nehmen, Liebesfilme, gute Bücher, ein neues Hobby, Verlieben … Kurzum, bei allem, was Ihnen Spaß macht. So einfach ist das (eigentlich). Auch essen an sich, also nicht nur Süßigkeiten, baut Stresshormone ab. Wenn Sie abnehmen möchten, wäre es allerdings kontraproduktiv, diese Maßnahme zu wählen. Zumindest, solange Sie noch mit einem guten Futterverwertungssystem ausgestattet sind.

Kapitel 7

Über die Triebe

Triebe – und Essensliebe

Hand aufs Herz: Wissen Sie, wie mächtig Triebe sind und wie sehr sie unterbewusst unser Leben bestimmen?

Was sagt die Gesellschaft zu Trieben?

Na ja, sie kennt Triebtäter. Zum Beispiel Männer und Frauen, die sich an Kindern vergehen, sie vergewaltigen oder sogar töten. Im Zusammenhang mit Übergewicht werden Triebe eher selten erwähnt.

Das sagt die Natur zu Trieben

Ohne Triebe kein Leben. Dafür, dass Sie überhaupt essen, sorgt der Nahrungstrieb. Wenn Sie sich jetzt einen Herdschalter mit den Stufen von 1 (kalt) bis 10 (kochendheiß) vorstellen, dann steht der Nahrungstrieb bei natürlich Schlanken zwischen 2 und 3. Bei Menschen, die abnehmen möchten, hat die Natur den Trieb auf 10 geschaltet. Dies ist das Resultat vieler Nahrungsentzüge und jeder Menge Verzicht. Kennen Sie das Phänomen, dass Sie automatisch auf die Sachen Hunger bekommen, die Sie eigentlich nicht mehr essen wollen? „In den nächsten drei Wochen verzichte ich auf Butter und Schokolade." Ab diesem Moment werden Sie an nichts anderes mehr denken als an Butter und Schokolade. Das haben Sie Ihrem Nahrungstrieb zu verdanken. Eigentlich ist das ein ganz natürlicher Vorgang. Sie aber sind davon überzeugt, dass Sie willenlos und schwach sind. Das wiederum verursacht Frust und Stress, die wahren Dickmacher.

Der wichtigste und mächtigste Trieb ist allerdings der Sexualtrieb. Genau wie der Nahrungstrieb sorgt er dafür, dass unser bewusstes Denken kurzerhand ausgeschaltet wird, um die Ziele zu erreichen. Beim Nahrungstrieb heißt das Ziel Essen, beim Sexualtrieb Fortpflanzung. Verliebt sich der Mensch, gewinnen die Triebe und Instinkte Oberhand. Die Natur möchte unbedingt die Art erhalten, also Nachwuchs zeugen. Sie sorgt jetzt dafür, dass uns der begehrte Partner nicht mehr aus dem Kopf geht. Unmengen von Endorphinen verursachen nicht nur das Gefühl, Schmetterlinge im Bauch zu haben, sie lassen die Verliebten auch jede Menge Fett verlieren. Die Hormone setzen uns eine rosarote Brille auf, die ganze Welt und das „Objekt der Begierde" scheinen uns einfach perfekt. Das ändert sich erst nach zirka sechs Monaten. Sollte sich bis dahin noch kein Nachwuchs eingestellt haben, fahren die Gefühle wieder herunter und pendeln sich langsam wieder ein. Auf Dauer würde der Rauschzustand viel zu viel Energie verbrauchen und so die Lebenszeit verkürzen. Deshalb muss und wird er wieder heruntergeschaltet.

Wenn Sie sich also mitten in der Nacht am Kühlschrank wiederfinden, im Mund die Reste des Schweinebratens vom Mittagessen, dann hat Ihr Nahrungstrieb auf Stufe 10 dafür gesorgt, dass Ihr bewusster Verstand ausgeschalten wurde – als wären Sie verliebt. Das schlechte Gewissen kommt erst hinterher, wenn Sie wieder im Bett liegen.

Kapitel U

Von Unterbewusstsein und Urmensch

Unterbewusstsein – die Macht der Gedanken

Hand aufs Herz: Kennen Sie die eben beschriebene Kühlschranksituation? Oder eine ähnliche Situation? Vielleicht sind Sie auch schon Stunden bis tagelang um eine Tafel Schokolade herumgeschlichen wie die Katze um den heißen Brei, mit sich kämpfend, standhaft zu bleiben. Tapfer haben Sie einige Zeit widerstanden, aber dann kam die ultimative Scheitersituation: Ihr Partner hatte schlechte Laune, die Schwiegermutter wollte bei Ihnen einziehen, eines Ihrer Kinder ist in die „rechte Szene" abgerutscht oder Ihr Chef machte Ihnen das Leben zur Hölle. Jetzt, spätestens jetzt muss die Schokolade daran glauben. Darauf stürzen wird sich im Prinzip Ihr Unterbewusstsein, das den Nahrungstrieb steuert.

Was sagt die Gesellschaft zum Unterbewusstsein?

Sehr viel, es wird absolut nicht unterschätzt. Allerdings fehlen auch hier Untersuchungen, die den konkreten Zusammenhang mit dem Stoffwechsel (Futterverwertungssystem) herstellen. Ich sagte es ganz zu Anfang: Es ist ein Dilemma, dass sich die Ernährungswissenschaftler um das Thema Abnehmen kümmern. Es gehört in ganz andere wissenschaftliche Hände.

Das sagt die Natur zum Unterbewusstsein

Wenn Sie sich verlieben, tun Sie das nicht mit Ihrem Bewusstsein. Ihr Unterbewusstsein entscheidet, ob der neue Partner interessant ist und zu Ihnen passt. Wenn die Schmetterlinge fliegen, dann hat es erkannt, dass sich Ihre und die Genetik Ihres Partners nicht ähnelt (so wird die Gefahr von Inzucht reduziert), dass die Immunsysteme unterschiedlich sind (und durch eine Vermischung der Widerstand gegen Krankheiten erhöht wird). Ihr Unterbewusstsein hat zudem deutliche Zeichen für erfolgreiche Fortpflanzungschancen registriert. Die weiblichen körperliche Zeichen dafür sind: gesunde Haare und Zähne (keine versteckten Krankheiten), im Verhältnis schmalere Taille zu breiteren Hüften (gute Gebärfähigkeit), ein fester Popo (Reserven für Notzeiten), flacher Bauch (nicht schwanger oder in den Wechseljahren). Die männlichen Attribute: gesunde Haare und Zähne (keine versteckten Krankheiten), kräftiger Oberkörper (wahlweise dickes Auto – kann jagen und den Nachwuchs verteidigen) gesunde Erscheinung (wahlweise dicker Geldbeutel – sorgt für die Familie), kräftige Lenden und knackiger Hintern (wahlweise große Klappe oder toller Humor – hat Lust, sich fortzupflanzen). Alle wichtigen Fähigkeiten, die den Menschen überleben lassen, die für seine Fortpflanzung und seine Verbreitung sorgen, sind praktisch programmiert. Programmiert sind natürlich auch die Schutzfunktionen. Eine davon ist das Einlagern von Fettreserven. Auch wenn Ihr Bewusstsein weiß, dass Sie nicht verhungern werden, Ihr Unterbewusstsein schaltet auf Schutzfunktion, sobald Sie Hunger leiden.

Urmensch – moderner Mensch

Hand aufs Herz: Was glauben Sie, wie oft reagieren Sie noch auf Mechanismen, die so alt sind wie die Menschheit selbst? Ich verrate es Ihnen: täglich, jede Stunde und jede Minute. Immer dann, wenn Sie etwas schön finden, wenn Sie sich freuen, wenn Sie sich ängstigen, wenn Sie verärgert sind, reagiert der Jäger und Sammler in Ihnen. Jeden Augenblick, den Sie atmen, fühlen Sie dasselbe wie der Urmensch, der durch die Steppe wanderte und nach Nahrung Ausschau hielt. Immer wenn Sie Hunger haben, reagiert der Körper mit all den uralten Überlebensmechanismen. Sie haben sich im Laufe der Jahrtausende bewährt, der Spezies Mensch die erfolgreiche Verbreitung auf dem Erdball gesichert

Was sagt die Gesellschaft zum Urmenschen?

Das kommt auf die Glaubensrichtung an. Kreationisten glauben nicht an eine langsame Entwicklung, oder Evolution, der Spezies. Sie sind davon überzeugt, dass die Welt vor zirka 10000 Jahren entstand und der Mensch schon damals genau so aussah wie heute (Intelligent Design). Die andere Gruppe ist davon überzeugt, dass die Geburt der Menschheit in einer einzigen Zelle stattfand, die sich immer weiterentwickelte bis zum heutigen Homo Sapiens. Wie dem auch sei, ich glaube an die zweite Variante. Selbst wenn die erste stimmt, so lassen sich Instinkte, Schutzmechanismen und Überlebenstriebe nicht abstreiten.

Das sagt die Natur zum Urmenschen

Ein urzeitlicher Mensch suchte die Nähe von Wasser, weil er es zum Überleben brauchte. Das wusste er nicht, auch gab es noch keine dynamischen Ernährungsberater, die ihm das rieten. Und trotzdem tat er es. Dafür hat die Natur durch Instinkte gesorgt. Wasser finden wir heute noch schön, der Blick auf einen spiegelglatten See empfinden wir als angenehm, weil er wichtig für unser Überleben ist. Grüne, saftige Wiesen sind nur deshalb reizvoll fürs Auge, weil das satte Grün Fruchtbarkeit, also Nahrung bedeutet. Auch ein Rudel Rehe können wir nicht ohne evolutionären Hintergrund anschauen. Diese Tiere finden wir schön, weil sie Nahrung bedeuten – selbst wenn Ihnen jetzt das Herz blutet. Frühling ist deshalb eine beliebte Jahreszeit, weil dann das Überleben leichter ist als in eisiger Kälte oder flirrender Hitze. Eine schöne Aussicht genießen wir, weil der weite Blick früher die Möglichkeit bot, Nahrung oder Feinde rechtzeitig zu sehen. Einkaufen gehen Sie mit demselben Spaß, den Urmenschen hatten, wenn sie Sammeln oder Jagen gingen. Fußball spielen Männer nur, weil es den Jagd- und Kampftrieb befriedigt. Der Mannschaftssport entstand zeitgleich mit der Viehzucht, als die Jagd nicht mehr lebensnotwendig war. Gegessen hat der Urmensch alles, was ihm unter die Augen und Finger kam. Ursprünglich ernährte er sich von Aas, Früchten und Kräutern. Als er lernte, das Feuer zu beherrschen, eine Fähigkeit, die er als einziges Säugetier auf dem gesamten Erdball besitzt, konnte er sein Essen garen. Das hatte immense Vorteile. Die Nahrung wurde vorverdaut, die Darmpassage verkürzte sich dadurch erheblich und er hatte Zeit gewonnen, um sich zu entwickeln. Primaten verbringen noch heute die meisten Stunden des Tages mit Essen und Verdauen. Für den Urzeitmenschen war der Tisch nicht immer reichlich gedeckt. Drei nahrungslose Tage waren damals normal. Die Natur hat für solche Hungerfälle vorgesorgt und einen Sicherungsmechanismus eingebaut. Gab es mehr als drei Tage nichts zu Essen, schaltete sie ihr Notfallprogramm ein. Damit der Urmensch in der Lage blieb, sich Nahrung zu suchen, schüttete sie einen intensiven Hormoncocktail aus. Endorphine und Noradrenalin schossen ins Blut, sie machten den Hungernden leistungsfähig, sogar euphorisch. Er hatte jetzt jede Menge Energie, um sich auf die Jagd zu begeben, das lästige Hungergefühl wurde abgeschaltet. Heute machen Menschen Fastenkuren, um in den Genuss dieses Cocktails zu kommen. Sie erliegen dem Irrtum, dass die positiven Gefühle gesund sind, den Körper und die Seele reinigen. Das ist ein Irrtum. Beim Abbau von Körperfett und Muskelmasse wird im Körper Azeton frei. Das lässt den Schweiß und andere Körperausscheidungen sehr streng riechen. Fasten-Fans sind fest davon überzeugt, dass sich jetzt der Körper von seinen Schlacken befreit. Tatsächlich hat man im Körper bis heute kein Depot entdeckt, das von Zeit zu Zeit entleert werden muss. Der Azeton-Gestank zeugt nur davon, dass wertvolle Körpersubstanz verloren geht. Auch das Herz ist ein Muskel, der sich unter Hunger abbaut, das kann fatale Folgen haben, bis hin zum Herzstillstand. Magersüchtige riechen immer nach Azeton und sind geradezu süchtig nach der Hormonausschüttung, die ihnen eigentlich beim Futtersuchen behilflich sein soll. Meist sterben sie an Nierenversagen, weil der Körper in seiner Verzweiflung anfängt, seine inneren Organe zu „verdauen".

Kapitel V

Von Verzichten und Verboten

Verzicht – macht dick

Hand aufs Herz: Auf was haben Sie schon im Laufe der Jahre verzichtet? Wie oft haben Sie sich im Restaurant nur einen Salat bestellt, zu Hause einen Joghurt aus dem Kühlschrank geholt, obwohl Ihr Magen nach etwas Deftigem verlangt hat? Wie sehr haben Sie schon Menschen in Ihrer Umgebung beneidet, die mit Genuss ein Hähnchen samt knuspriger Haut verspeisen, ohne den Hauch eines schlechten Gewissens? Wie viele Male saßen Sie in der Eisdiele frustriert vor einem Glas Mineralwasser, während (natürlich) schlanke Gäste ein dickes Eis mit Sahne genossen?

Was sagt die Gesellschaft zum Verzicht?

Alles, was Spaß macht, steht auf der Verzichts-Liste, nicht nur in Fragen der Ernährung. Es ist ein Resultat unserer langen kirchlich-moralischen Entwicklung, dass Verzicht und Disziplin hochangesehen werden, während Genuss als Sünde bezeichnet wird. In den letzten Jahren sollten nicht nur Übergewichtige verzichten, auch die Schlanken. Nahrung wird verknappt, weil Verzicht wesentlich angesehener ist als Genuss. Aber schon hier kann der Teufelskreis beginnen.

Das sagt die Natur zum Verzicht

Es gibt nur noch wenige Erholungsheime für dünne Kinder, die Begründung wurde schon geliefert. Eines davon, so hörte ich, arbeitet mit den evolutionären Schutzmechanismen. Die Betreuer erzählen den dürren

Kids, während sie das Essen servieren, dass es nur diese Ration und nicht mehr gäbe. Nun schaltet der Kinderorganismus einen seiner vielen natürlichen Mechanismen an: FUTTERNEID. Die Kinder essen mehr, als sie müssten, der Futterneid sorgt für eine höhere Insulinausschüttung und damit schließlich für die Zunahme. Experiment gelungen, Kind wird dicker. Leider arbeiten auch alle Abspeckprogramme, ob für Kinder oder Erwachsene, eben mit diesem Verknappungssystem. Essen wird rationiert, in Gut und Böse eingeteilt, Verzicht wird gepredigt und der Körper reagiert spätestens nach Beendigung der Abspeck-Kur. Verzicht macht also dick, das Gehirn interpretiert Verknappungsgefühle als Nahrungsmangel und schaltet sein Futterverwertungssystem auf scharf.

Verbote – machen dicker

Hand aufs Herz: Eigentlich möchte ich gar nicht wissen, was Sie sich schon alles verboten haben. Wir leben in einer Welt, die dem Schlaraffenland ziemlich ähnlich ist – und hadern mit dem Überfluss. Ich hoffe, Ihnen ist inzwischen klar geworden, dass es keine Lebensmittel gibt, die dick machen. Also machen Verbote absolut keinen Sinn. Sie schaffen nur Verknappung, Heißhunger, Frust und Depressionen. Ein natürlich Schlanker verbietet sich nichts, deshalb hat das Essen für ihn einen niedrigen Stellenwert, der Herdschalter steht auf 2. Sein Futterverwertungssystem arbeitet dem reichen Nahrungsangebot angepasst.

Sie können sich nun weiterhin alles verbieten, die Chance dass Sie dadurch erschlanken liegt bei zirka 1 %.

Was sagt die Gesellschaft zu Verboten?

Dasselbe, was sie zum Verzicht sagt. Bis heute wurde schon so viel verboten, genutzt hat es nichts. Eier, Kaffee, Hamburger und Pommes, Schokolade und Fleisch, Kernobst und Nudeln, ich könnte diese Liste über ein paar Seiten weiterführen.

Das sagt die Natur zu Verboten

Sie versteht die Welt nicht mehr. Endlich können wir aus vollen Töpfen schöpfen und machen das Gegenteil. Die Biochemie im Körper vieler Menschen in unserem Land gleicht der eines abgemagerten und ausgezehrten Menschen aus dem Senegal. Viel zu hohe Insulinausschüttung bei jeder Mahlzeit, lahmer und energiesparender Stoffwechsel, Magenknurren und Hungerattacken.

Kapitel W

Über Wundermittel

Wundermittel – Lügenmärchen

Hand aufs Herz: Wie viel Geld haben Sie schon für welche Mittel ausgegeben?

Was sagt die Gesellschaft zu Wundermitteln?

Sie erfindet sie immer wieder neu. So sicher wie die Rushhour am Nachmittag und das Amen in der Kirche erscheint jedes Frühjahr das nächste Mittelchen. Sei es in Form von Kapseln, Tabletten, Pulvern oder Säften, Rezepten oder Strategien. Millionen werden in die Werbung gesteckt und Milliarden Umsätze gefahren. Sie dürfen sich wieder einmal entscheiden, ob Sie das Fett aus dem Darm binden lassen, Eiweiß frühstücken oder Ihren Appetit zügeln, Hauptsache, Sie bezahlen.

Das sagt die Natur zu Wundermitteln

Wenn sie könnte, würde sie sich schlapp lachen. Da haben wir nun so lange überlebt, haben einen Verstand entwickelt, schicken Sonden zum Mond, eliminieren uns mit Atomkraft, essen aus der Mikrowelle und glauben noch immer daran, dass man das komplexe, hormonabhängige Ernährungssystem im Körper mit Mittelchen beeinflussen kann. Gebeutelt von Vorbildern, die bis vor Kurzem natürlich keine Überlebenschance hatten, hungern wir uns zu Tode oder bis an den Rand dorthin.

Kapitel Z

Über die Zunahme

Zunahme – Waagenpanik?

Hand aufs Herz: Haben Sie eine Waage zu Hause? Wie oft stellen Sie sich darauf? Wenn Sie sich die Mühe machen würden, all die Kilos, die Sie in Ihrem Leben schon ab- und wieder zugenommen haben, zusammenzuzählen, wie viele wären das wohl? Wenn Sie für jedes Kilo 10 Euro bekämen, wie reich wären Sie jetzt?

Was sagt die Gesellschaft zur Zunahme?

Sie reagiert mit Hysterie, schon bei Kleinkindern. Zunehmen bedeutet heute, Gefahr zu laufen, aus der Gesellschaft aussortiert zu werden. Deshalb gibt es Waagen, Tabellen und Richtlinien, die das verhindern sollen.

Das sagt die Natur zur Zunahme

Die meisten natürlich Schlanken besitzen keine Waage. Warum auch? Vielleicht wissen sie ja insgeheim, dass sie ein effektiver Dickmacher ist. Das Gewicht schwankt am Tag bis zu drei Kilo. Schließlich ist der Körper keine tote Materie, er lebt und befindet sich in einem andauernden Auf- und Abbauprozess. Wenn Sie auf der Waage stehen, dann werden Sie sicher nicht an den natürlichen Auf- und Abbauprozess denken, sollte sie wieder einmal mehr anzeigen, im Gegenteil. Die kleinste Zunahme macht Sie unglücklich, verursacht Versagensängste und Wut. So sorgt die Waage als Auslöser dieser Gefühle dafür, dass Sie niemals schlank werden. Werfen Sie das Teil in den Müll.

Zusammenfassung

Hand aufs Herz: Worüber denken Sie jetzt nach? Konnte das Buch Sie davon überzeugen, dass Ihr Übergewicht nichts mit dem zu tun hat, was Sie essen? Haben Sie vielleicht eine andere Einstellung zu Ihrem Körper und Ihren Fettreserven bekommen? Dann fasse ich jetzt noch einmal alle Argumente zusammen, die Sie auf dem Weg in ein schlankes Leben unterstützen werden. Danach haben Sie es in der Hand. Sie besitzen den Schlüssel für das Schloss Ihres Futterverwertungssystems. Sie können es verändern – und kein anderer!

Ob Sie zunehmen, Ihr Gewicht konstant bleibt oder ob Sie schlank werden, hängt nur von zwei Faktoren ab.

1. Ihr Essverhalten

Wenn Sie andauernd zu wenig essen, zu unregelmäßig, zu stressbehaftet und ständig gegen Ihren Appetit, wird sich Ihr Körper darauf einstellen. Er bekommt am Ende immer, was er braucht, dafür sorgt die Natur mit ihren Überlebenstrieben. Die Nahrungs-Beschaffungs-Mechanismen sind so alt wie die Menschheit selbst und funktionieren bei einer andauernden Mangelernährung noch heute wie folgt:

Ihr Körper:

1. fährt auf Sparflamme,
2. verbraucht nun wenig Energie,
3. setzt gleichzeitig den Nahrungstrieb nach oben (Hunger, Heißhunger),
4. ändert seine Biochemie, schüttet unter anderem viel mehr Insulin aus, schon beim Anblick von Essen, und baut es nur langsam wieder ab (Insulinresistenz oder Diabetes II),
5. fährt das Bewegungsbedürfnis nach unten und den Schweinehund nach oben.

Auch wenn Sie durch Nahrungsverknappung kurzfristig abnehmen, Sie verlieren primär Muskulatur und Wasser. Also, hören Sie auf zu hungern, nur satt können Sie schlank werden.

2. Ihre Einstellung zum Leben

Sie ist genauso ausschlaggebend für die Schaltung Ihres individuellen Futterverwertungssystems wie regelmäßiges Essen. Denken Sie positiv! Ob wir im Leben glücklich oder unglücklich werden, hängt alleine von uns und unserer Lebenseinstellung ab. Werden Sie zum Optimisten. Es gibt gute Bücher, die Ihnen dabei helfen.

Lebensumstände und Gefühlslagen, die eine Fetteinlagerungs-Schutzfunktion erwirken, sind zum Beispiel:

1. Mobbing
2. Existenzängste
3. Depressionen
4. Pessimismus
5. Trauer
6. anhaltender Kummer
7. anhaltender Ärger
8. anhaltender belastender Stress

Beide Faktoren, Ihr Essverhalten und Ihre Einstellung zum Leben, können nur Sie selbst beeinflussen. Eine Mangelernährung (Diät) wird den Kummerspeck genauso wenig verschwinden lassen wie das Verharren in einer belastenden Lebenssituation. Die einzige Möglichkeit, keinen Stress zu haben, ist nicht zu leben. Wir alle haben Stress, aber wir können ganz unterschiedlich damit umgehen. Die Teilnehmer meiner Gruppen haben Stress viel zu sehr an sich herangelassen. Sie konnten sich über alles aufregen, haben sich alles zu Herzen genommen und dabei ganz vergessen zu leben. Ich kann Ihnen Ihren Stress nicht nehmen, dafür müsste ich ein neues Buch schreiben. Aber es gibt so unendlich viele Möglichkeiten, sich zu entlasten. Kaufen Sie sich gute Lektüre über Stressbewältigung, über Strategien, wie Sie sich selbst akzeptieren, ruhiger werden und das Leben wieder positiv sehen können. Es gibt unzählige Beispiele, nicht nur aus meinen Gruppen, dass Sie durch eine Änderung Ihrer Lebenseinstellung schlank werden können, so schlank wie Sie wollen. Wie schon erwähnt, Sie haben den Schlüssel in der Hand. Drehen Sie ihn herum, es ist viel einfacher, als Sie jetzt vielleicht glauben.

Körperliche Anzeichen für ein gutes Futterverwertungssystem:

1. Unterfunktion der Schilddrüse
2. hohe Cortisolausschüttung
3. Insulinresistenz
4. starker Nahrungstrieb
5. langsame Verdauung (kein täglicher Stuhlgang)

Körperliche Anzeichen für ein schlechtes Futterverwertungssystem:

1. Freude am Leben, Optimismus (Endorphine)
2. Zufriedenheit, Gelassenheit (Ausgeglichener Serotoninspiegel)
3. wenig Insulinausschüttung beim Essen
4. normal ausgeprägter Nahrungstrieb (keine Gier, kein Heißhunger)
5. tägliche Verdauung (Stuhlgang)

Epilog

Ich hatte mal eine türkische Gruppenteilnehmerin, die unbedingt schlank werden wollte. Sie verstand und sprach nur sehr schlecht Deutsch und ich bemühte mich, die Abnehmmethode mit ganz einfachen Worten zu erklären. Sie nahm wunderbar ab.

Das Futterverwertungssystem in Sachen Ernährung umzustellen, ist denkbar einfach:

* Frühstücken Sie immer innerhalb der ersten halben Stunde nach dem Aufstehen.

* Essen Sie nie länger als drei Stunden nichts. Bitte zweimal lesen: Das bedeutet, essen Sie spätestens alle drei Stunden.

* Vermeiden Sie unbedingt Hunger und Heißhunger.

* Hören Sie auf Ihren Appetit.

* Verbieten Sie sich nichts mehr.

* Lassen Sie sich nichts mehr vorschreiben.

* Genießen Sie Ihre Mahlzeiten.

* Machen Sie all das REGELMÄßIG.

So einfach ist es, und so essen natürlich Schlanke, die eine natürliche Einstellung zum Essen haben und deshalb auch ein natürliches Futterverwertungssystem.

Wenn Sie eine Schritt-für-Schritt-Begleitung möchten, dann besorgen Sie sich das Buch „Schlanke haben kein Geheimnis" oder schauen Sie an Ihrem Wohnort, ob es eine lightlife-Abnehmgruppe oder ein lightlifewomen-Studio in Ihrer Nähe gibt. Auch im Internet bekommen Sie Hilfe, alle wichtigen Adressen, Quellen und Bücher finden Sie am Ende dieses Buches.

Um Ihre Schutzfunktion „Kummerspeck" aufzuheben, müssen Sie selbst aktiv werden. Ein paar Tipps habe ich dafür schon gegeben. Glauben Sie mir, egal, was man Ihnen schon erzählt hat, Abnehmen ist eigentlich ganz einfach. Sie brauchen nur etwas Mut und jede Menge Lust auf Veränderung. Wagen Sie es, es lohnt sich. Sie werden feststellen, dass Schlankwerden sehr viel Spaß macht, auch wenn Sie bisher ganz andere Erfahrungen gemacht haben. Das Leben ist herrlich, Sie haben es in der Hand, dass Sie es als schön und leicht empfinden.

Tatsächlich besteht Fett zu drei Vierteln aus Sauerstoff und Wasserstoff und zu einem Drittel aus Kohlenstoff. Wenn daraus Fettreserven werden sollen, müssen die nötigen Botenstoffe dafür vom Körper selbst dazu gemengt werden. Hier reden wir vor allem vom Cortisol, dem Stresshormon. Das wiederum schütten Sie ganz gewiss aus, wenn Sie beim Essen, davor oder danach ein schlechtes Gewissen, Ängste und Frust verspüren, wenn Sie andauernd verzichten, Hungern und sich selbst nicht mögen. Der Körper wertet Nahrung nun schlicht und ergreifend als Mangel und beginnt für Sie einzulagern – nicht gegen Sie.

Fangen Sie ab heute an, wie ein natürlich schlanker Mensch zu essen – und werden Sie ganz einfach schlank.

Viel Spaß dabei
Lena Bredow

Das große Missverständnis
der Evolution
oder
„warum Frauen nicht mehr wollen"

Auch Mechanismen, die unseren Fortpflanzungstrieb betreffen, haben eigentlich ihre Notwendigkeit verloren. Dennoch greifen sie noch immer ...
In der Morgendämmerung der Zivilisation lebten Menschen nicht wie heute in Großstädten, sondern in kleinen Sippen und Verbänden. Der tägliche Kampf ums Überleben war gnadenlos und nur die Stärksten kamen weiter. Die Schwachen erlagen einer natürlichen Auslese und gingen gnadenlos unter. Hier beginnt ein weiteres Dilemma. In all den Jahren, die ich mich nun mit den menschlichen Trieben beschäftige, mich mit Frauen und Männern unterhalte, taucht immer und immer wieder ein Problem auf, das ich für das totgeschwiegenste dieser Welt halte. Es existiert in so vielen Ehen und Beziehungen, und scheint doch gar nicht da zu sein. Vielleicht kommt Ihnen die nächste Geschichte sehr bekannt vor:

Sabine

Sabine hat ihre Tage. Als sie morgens aufwachte, spürte sie schon dieses unangenehme Ziehen in ihrem Bauch. Einerseits hasste sie die allmonatliche Blutung, andererseits freute sie sich regelrecht darauf. Heute und in den nächsten Tagen brauchte sie wenigstens kein schlechtes Gewissen zu haben ...

Sabine liebt ihren Mann Heiko sehr, das weiß sie wie nichts anderes. Die beiden sind seit fünf Jahren verheiratet und eigentlich glücklich. Sie haben zusammen einen süßen Sohn, Kevin. Der war damals auch der Grund für ihre relativ schnelle Hochzeit. Sabine kannte Heiko erst wenige Monate, als sie bemerkte, dass ein Baby unterwegs war. Heiko war der Mann ihres

Lebens, das spürte Sabine vom ersten Augenblick an. Deshalb heiratete sie ihn, ohne den geringsten Zweifel zu haben, an seiner Seite glücklich zu werden. Sie bekamen den kleinen Kevin und alles war perfekt. Heiko hatte einen tollen Beruf und verdiente genug Geld. Sabine ging in ihrer Mutterrolle völlig auf. Sex war für sie und ihren Mann sehr wichtig und immer wunderschön. Das änderte sich bei Sabine nach ungefähr zwei Jahren. Es geschah nicht von heute auf morgen, sondern kam eher schleichend. Sabine hatte immer seltener Lust, mit Heiko zu schlafen. Es war ihr selbst ein Rätsel. Ihr sexuelles Interesse an ihrem Mann schien langsam einzuschlafen. Heiko brauchte viel Einfühlungsvermögen und Geduld, wenn er mit seiner Frau schlafen wollte. Er schob es erst auf den Stress mit dem Kleinkind, aber Sabine wusste, dass es eben nicht so war. Ihr Sohn Kevin war ein denkbar liebes Kind und völlig unkompliziert und sie fühlte sich in keinster Weise gestresst und trotzdem ...

Schon seit Monaten hatte sie nicht mehr die Initiative ergriffen, um mit Heiko Sex zu haben. Im Gegenteil, sie war jetzt öfter froh, wenn er länger arbeiten musste und todmüde nach Hause kam. Sie kochte dann sein Lieblingsessen und hoffte, er würde auf dem Sofa einschlafen. War das nicht der Fall, benutzte sie immer öfter Ausreden, um nicht zärtlich werden zu müssen. Die berühmten Kopfschmerzen mussten genauso herhalten wie bleierne Müdigkeit oder eben ihre Periode. Heiko war enttäuscht und die Stimmung zwischen ihnen wurde immer gereizter. Sabine plagte Tag und Nacht ein schlechtes Gewissen, sie fühlte sich dadurch noch mehr unter Druck gesetzt. Das wiederum schien den letzten Rest ihrer Lust auch noch zu töten. Das konnte alles doch nicht normal sein, sie war offensichtlich nicht normal. In den ersten Monaten ihrer Beziehung waren sie doch kaum voneinander losgekommen, hatten ganze Wochenenden im Bett verbracht. Heiko war ein wunderbarer Liebhaber und sie schlief gerne mit ihm. Was um Gottes willen hatte sich jetzt verändert? Heiko war es jedenfalls nicht. Er war der gleiche gute Liebhaber geblieben. Sabine fand den Sex mit ihm auch nicht lang-weilig, aber ihr Körper schien einfach nicht mehr auf ihn reagieren zu wollen, sosehr sie es sich auch wünschte. Konnte es an ihrer Vergangenheit liegen? Vielleicht weil das „erste Mal" mit einem Mann damals ein schlimmes Erlebnis war und Sabine sehr lange unter dieser großen Enttäuschung litt. Oder hatte sie eine Krankheit, von der sie nichts wusste? Heiko nannte sie letzte

Woche in seiner Wut und Enttäuschung frigide. War sie das wirklich? Sie liebte Heiko doch, aber wenn im Bett seine Hand unter ihre Decke glitt, wollte sie am liebsten weglaufen. Das ging nun schon fast drei Jahre so. Inzwischen hatten die beiden aufgehört, darüber zu reden. Oft schlief Sabine mit Heiko um des lieben Friedens willen. Das wiederum blieb ihrem Mann nicht verborgen und er schämte sich. Die Ehe begann zu kriseln. Sabine suchte Rat bei ihrem Gynäkologen. Der konnte nichts Körperliches feststellen und riet zu einer Therapie. Die innere Sperre, die sie empfand, wenn Heiko zärtlich wurde, schien immer größer und mächtiger zu werden. Sabine konnte nicht dagegen ankämpfen und ihr wurde klar, dass die Ehe über kurz oder lang zum Scheitern verurteilt war. Irgendwann würde ihr Mann sich das, was ihm fehlte, woanders holen – wenn er es nicht schon tat.

Es ist wie in einen Abgrund springen zu müssen und gar nicht springen zu wollen ... So beschreibe ich das Gefühl dieser Sperre.

Heiko

Heiko verstand die Welt nicht mehr. Alles könnte so schön, so perfekt sein, wäre da nicht der große Schatten, der über dem Familienfrieden hing. Sabine schlief immer seltener mit ihm. Heiko hatte sich den Kopf zermartert. Als er Sabine kennen lernte, waren sie sexuell das absolute Traumpaar. Es gab Wochenenden, die sie komplett im Bett verbrachten und an denen sie nicht die Finger voneinander lassen konnten. Als Sabine schwanger wurde, heiratete er sie, aber nicht nur aus diesem Grund. Er wollte mit ihr alt werden, fand sie als Mensch phänomenal und als Geliebte absolut traumhaft. Jetzt aber fühlte Heiko sich betrogen. Die Nächte, die er mit seiner Frau in leidenschaftlicher Umarmung verbrachte, wurden immer seltener. Genau genommen gab es sie gar nicht mehr. Anfangs machte er sich keine großen Gedanken, wenn Sabine mal wieder keine Lust auf Sex hatte. Er schob es auf den Stress mit dem Baby und die Mutterrolle, die für seine Frau neu war. Es würde sich schon alles wieder einspielen. Aber nichts spielte sich wieder ein. Im Gegenteil! Sabine hatte schon lange nicht mehr von selbst die Initiative ergriffen, und wenn Heiko mit ihr schlafen wollte, kam er sich immer öfter wie ein Bittsteller vor. Das nagte an seinem

Selbstbewusstsein. Machte er etwas falsch? Liebte ihn Sabine nicht mehr, fand sie ihn unattraktiv? Hatte sie einen anderen? Es blieb ihm auch nicht verborgen, dass seine Frau oft nur aus Pflichtbewusstsein mit ihm schlief. Das verletzte ihn mehr als die ständigen Müdigkeits- und Kopfschmerz-Ausreden. Wenn er sie fragte, dann versicherte Sabine jedes Mal, ihn über alles zu lieben. Heiko jedoch fiel es immer schwerer, das zu glauben. Wenn sie ihn tatsächlich liebte, dann würde sie doch auch gerne mit ihm schlafen, so wie am Anfang ...

Solche und ähnliche Geschichten, und meine eigene, veranlassten mich vor vielen Jahren der Sache auf den Grund zu gehen. Ich fand sehr schnell heraus: Was mit Sabine und Heiko geschehen war, ist keineswegs ein Einzelfall, sondern tatsächlich die Regel. Als ich mich tiefer mit dieser Thematik zu befassen begann, war die Zahl derer, die von diesem Problem betroffen waren, erschreckend groß. Es konnte sich nicht mehr um Einzelschicksale handeln.

Ich fand die Ursachen in unserer evolutionären Programmierung und genau dort liegt auch die Lösung ...

Danke!

Vielen Dank an all die Menschen, die scheinbare Tatsachen nicht einfach hinnehmen, sondern hinterfragen.

Ich danke den Wissenschaftlern, die querdenkend und mutig ihre eigene Meinung vertreten.

Vielen Dank an alle Männer und Frauen, die das lightlife-Konzept unterstützen und die durch ihre Offenheit meine Bücher erst ermöglichten.

Mein ganz besonderer Dank gilt meiner Familie und all den Freunden, die hinter mir stehen.

Lena Bredow

Literaturverzeichnis

Weitere Bücher der Autorin:

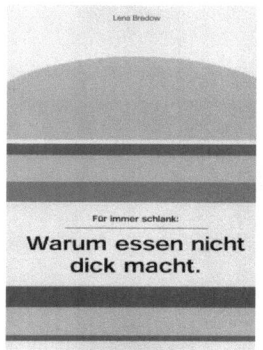

Lena Bredow: Für immer schlank: Warum essen nicht dick macht.

PB. ASUG-Verlag.
ISBN 393459414X

Essen heißt das Zauberwort des Buches, das an alle Übergewichtigen gerichtet ist, die ohne die meist erfolglosen Diäten und ohne Hungern ordentlich abnehmen möchten.

Dieses Buch empfiehlt einen neuen Weg, der wegführt von überflüssigen Kilos und zwar durch die Ausnutzung der Gesetze der Evolution. Weg vom Fett einlagern zum Fett verbrennen, ohne zu verzichten! Das Einzige, was verboten wird, sind Hunger und Diäten.

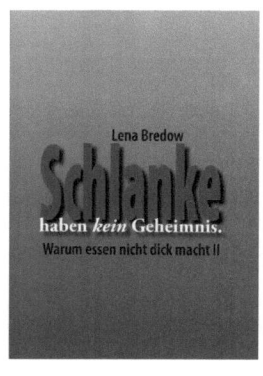

Lena Bredow: Schlanke haben kein Geheimnis: Warum essen nicht dick macht.

II. PB.
ISBN 3-8334-2260-2

Ob der Körper Fett einlagert, ob man dick oder dünn durchs Leben geht, ist weder festgeschriebenes Schicksal, noch eine Frage des Set-Points oder der Erbanlagen. Am allerwenigsten aber hat es mit dem zu tun, WAS wir essen.

Dieses Buch betrachtet den Körper ganzheitlich, erklärt ihn und seine natürlichen Mechanismen aus dem Ursprung seiner Entwicklungsgeschichte. Der Leser wird im wahrsten Sinne des Wortes erleichtert. Kalorien, Diäten, gute und böse Lebensmittel spielen ebenso wenig eine

Rolle beim Abnehmen wie Extraeinkäufe oder Verzicht. Dem Körper beweisen, dass er keine Nahrung einzulagern braucht, ist das Geheimnis schlanker Menschen.

Die Autorin beschreibt einen Weg aus dem Teufelskreis der Überinformationen zu Ernährung und Diäten, den sie seit vielen Jahren erfolgreich geht.

Lena Bredow: Warum Frauen nicht mehr wollen oder: wenn die Leidenschaft einschläft. ASUG-Verlag. PB.

ISBN 3934594190

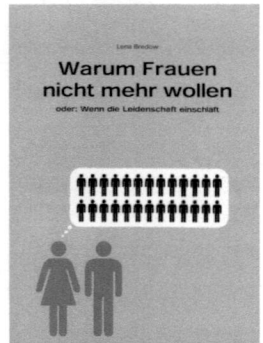

Wie bereits in ihrem ersten Buch *Warum essen nicht dick macht*, greift die Autorin auch diesmal wieder ein hochinteressantes und wichtiges Thema auf, das viele Menschen bewegt, ihr Leben beeinflusst und Schicksale gestaltet. Wenn in einer Beziehung die Leidenschaft der Frau stirbt, dann gibt es kaum ein größeres Dilemma. Vorwürfe, Selbstzweifel, Missverständnisse, Frust und Wut läuten oft das endgültige Ende einer Liebe ein und immer öfter führt es zu Scheidungen.

Dieses Buch wird Ihnen die Erklärung für die Gründe der einschlafenden Erotik liefern. Sie liegen in der menschlichen Entwicklungsgeschichte und sind somit in unseren Genen verankert. Ist dies das Todesurteil für jede existierende Beziehung? Müssen wir es fatalistisch hinnehmen? Keinesfalls. Für jedes Problem gibt es eine Lösung. Für jedes Dilemma einen Ausweg.

Lena Bredow hilft Ihnen mit dem Wissen über die Ursachen des Problems, der Evolution und ihren genetischen Programmierungsmechanismen ein Schnippchen zu schlagen.

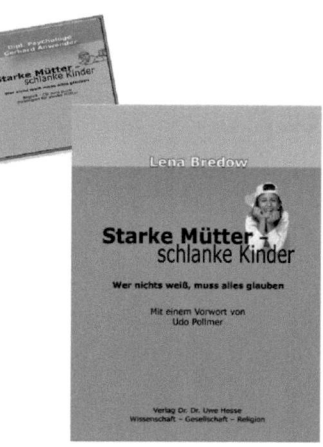

Starke Mütter – schlanke Kinder

Verlag Dr. Uwe Hesse.

ISBN 978-3-934594-47-0

Eltern und Angehörige stehen heute unter großem Druck, wenn es um die „richtige und schlank haltende" Ernährung ihrer Kinder geht. Dieser wird nicht nur durch offizielle Stellen verursacht, sondern auch von den Medien und dem aggressiv propagierten Schönheitswahn geschürt.

Sechsjährige werden auf Diät gesetzt oder fangen freiwillig an zu hungern, jede zweite Zwölfjährige findet sich zu dick und in Spanien sterben mehr Mädchen an Magersucht, als an irgendeiner anderen Krankheit.

„Iss dies nicht – iss das nicht, pass auf, dass du nicht dick wirst, verzichte auf Pizza und greif lieber zu Vollkorn". In der Flut von sich ständig widersprechenden Ernährungsratschlägen haben nicht nur Mütter den Überblick verloren, auch die Ernährungswissenschaft scheint am Ende mit ihrem Jägerlatein. Auf den eigenen Appetit hören tatsächlich nur noch die Schlanken – und bleiben genau deshalb dünn.

Dieses Buch zeigt nicht nur Lösungswege aus dem Ernährungs-Dilemma, es erklärt schlüssig und kurzweilig die wahren Gründe für (kindliches) Übergewicht, entlastet somit Mütter und Väter.

Lena Bredow appelliert an die Logik aller Eltern und Erziehungsberechtigten, erzählt von ihrer jahrelangen Arbeit mit Diätfrustrierten und gibt mit Gerhard Anwander, Diplompsychologe und Anti-Stress-Trainer, wertvolle Tipps auf dem Weg in ein schlankes Essverhalten.

Internetadressen, Quellen und Bücher:

www.light-life.net
www.lightlife-women.de
info@light-life.net

Abnehmgruppen, Figurstudios und Onlinebegleitung:

http://www.rolfingb.de (über Stress und Cortisol)
www.das-eule.de

Europäisches Institut für Lebensmittel- und Ernährungswissenschaften:

„Esst endlich normal – das Anti-Diätbuch", Udo Pollmer
„Lexikon der populärsten Ernährungsirrtümer", Udo Pollmer
„Intelligenten Zellen", Bruce Lipton

Weitere Literatur von Lena Bredow:

„Schlanke haben kein Geheimnis",
„Warum essen nicht dick macht"
„Starke Mütter – schlanke Kinder"
„Warum Frauen nicht mehr wollen – wenn die Leidenschaft einschläft"
„Heute nicht Liebling – ich habe Migräne"